ÉTUDES

SUR

LA PAROLE

ET SES DÉFAUTS

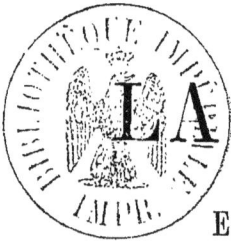

PARIS. — IMPRIMERIE DE CH. LAHURE ET Cie

Rues de Fleurus, 9, et de l'Ouest, 21

ÉTUDES

SUR

LA PAROLE

ET SES DÉFAUTS

ET EN PARTICULIER

DU BÉGAYEMENT

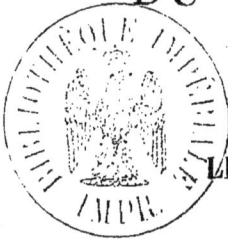

PAR

LE DOCTEUR VIOLETTE

PARIS

LECLERC, LIBRAIRE

RUE DE L'ÉCOLE-DE-MÉDECINE, 14

CHEZ L'AUTEUR, 8, RUE VITAL, A PASSY

1862

A MONSIEUR

SERRE D'ALAIS

Membre de l'Académie impériale de médecine.

Monsieur et honoré Maître,

Puissé-je justifier la confiance que vous avez mise en moi, lorsque vous avez eu la bonté de m'encourager dans la tâche que je viens d'entreprendre !

J'ai fait tous mes efforts pour réaliser votre but, quand vous m'avez adressé vos conseils éclairés pour me diriger dans la route que je m'étais tracée.

Si j'ai pu apporter quelque lumière dans l'art si difficile de guérir les vices de la parole, c'est vous qui aurez aplani les plus grandes difficultés.

Veuillez ici, cher Maître, recevoir toute l'expression de la plus vive gratitude

De votre tout dévoué,

Dr VIOLETTE.

ÉTUDES

SUR

LA PAROLE

ET SES DÉFAUTS.

CHAPITRE I.

DE L'APPAREIL VOCAL.

DE L'APPAREIL VOCAL. — La parole est un des
phénomènes d'expression qui ont été fournis
aux hommes pour communiquer à distance et
se traduire mutuellement leur volonté et leurs
affections.

Sans nous occuper ici des conditions cérébrales et sociales qui tendent à l'instituer, nous
reconnaissons que la parole ou *voix articulée* est
le résultat du concours de la voix et des modi-

1

fications que peuvent lui faire subir les diffé-rentes parties du tuyau vocal, constitué par le pharynx, la bouche et les fosses nasales.

La voix, le son, est le bruit que font entendre l'homme et les animaux supérieurs en chassant l'air de leurs poumons au travers du larynx, disposé de manière à imprimer des mouvements vibratoires à la colonne d'air expirée. Ces deux appareils appartiennent donc à la phonation, l'un comme réservoir aérien, l'autre comme simple tube de transmission.

Nous n'étudierons pas ici les différents phé-nomènes complexes de l'expiration qui nécessite l'intervention de puissances musculaires variées pour parcourir tous les degrés de la phonation ou du chant. Les physiologistes ont plus que suffi-samment démontré le rôle que jouent les pou-mons dans tous les phénomènes de l'expiration.

Nous rappellerons succinctement la disposi-tion et le rôle des diverses parties du larynx et du tuyau vocal.

Le larynx est une sorte de boîte ouverte en

haut et en bas, composée de pièces cartilagi-
neuses réunies entre elles par des articulations
et des ligaments. Ces pièces mobiles peuvent
être mues par des muscles auxquels se rendent
des vaisseaux et des nerfs. Enfin, l'intérieur du
larynx est tapissé par une membrane muqueuse
comme la trachée qu'il surmonte et comme le
pharynx dans lequel il vient s'ouvrir.

CARTILAGES. — Les cartilages du larynx sont
au nombre de quatre : deux médians impairs
et ordinairement symétriques, le *thyroïde* et le
cricoïde; deux latéraux, les *cartilages aryténoïdes*
complétés par deux noyaux cartilagineux dési-
gnés sous le nom de *cartilages de Santorini*. Le
larynx possède en outre trois fibro-cartilages :
un médian, l'*épiglotte,* deux latéraux très-petits,
les *cartilages de Wrisberg.*

Le cartilage thyroïde, d'une forme rectangu-
laire, transversalement dirigé, présente deux
faces, l'une antérieure convexe, et l'autre postérieure concave. C'est sur la face antérieure que
se trouve cette saillie, peu accusée chez la femme

et assez considérable chez l'homme et que les anciens anatomistes ont désignée du nom de *pomme d'Adam.*

Ce cartilage s'articule par arthrodie, à l'aide de ses angles inférieurs ou petites cornes avec une facette qui se trouve sur les parties latérales du cartilage cricoïde.

Le cartilage cricoïde ou *annulaire* forme la portion inférieure et cylindrique du larynx. Ses dimensions, comme celles du thyroïde, varient suivant l'âge et le sexe.

L'articulation crico-thyroïdienne ne permet que des mouvements de bascule d'avant en arrière et d'arrière en avant : dans le premier cas les cartilages se rapprochent antérieurement, et dans le second cas, au contraire, ils s'écartent par leur partie antérieure.

Les cartilages aryténoïdes sont situés en haut et en arrière du larynx, au-dessus du cartilage cricoïde. Ils ont la forme d'une pyramide triangulaire un peu contournée sur elle-même. Ils se correspondent par leur face interne, et sont unis

entre eux par le muscle aryténoïdien, qui s'é-
tend de l'un à l'autre, et par la membrane vocale
qui les tapisse.

C'est par leur base que ces cartilages s'articu-
lent avec le cricoïde par emboîtement récipro-
que. La disposition des différentes facettes arti-
culaires du cricoïde et des aryténoïdes permet à
cette articulation d'exécuter des mouvements de
rotation autour de leur axe et en même temps de
s'incliner un peu en arrière et en dehors, et un
peu en avant et en dedans. C'est par ces différents
mouvements que la glotte se rétrécit ou s'élargit.

Les cartilages aryténoïdes sont surmontés à
leur sommet de petit noyaux cartilagineux, cartilages corniculés et qu'on a appelés cartilages de
Santorini, parce qu'il les a le premier signalés.

LIGAMENTS. — Deux ligaments assujettissent
les articulations crico-thyroïdiennes : un ligament supérieur et postérieur, et un ligament
antérieur et inférieur, moins fort, moins apparent
et moins long que le premier. En outre, sur la
ligne médiane, entre les cartilages cricoïde et

thyroïde, se trouve un ligament membraneux qui les unit très-fortement : c'est le ligament crico-thyroïdien moyen, remarquable par son épaisseur et son élasticité très-prononcée.

Les ligaments aryténo-épiglottiques, situés dans l'épaisseur des replis aryténo-épiglottiques, constituent une dépendance de l'épiglotte et s'attachent par leur extrémité postérieure aux cartilages aryténoïdes.

L'épiglotte est une lame fibro-cartilagineuse, mince, souple, très-élastique, très-flexible, à peu près ovalaire ; elle est située au-devant et au-dessus de la cavité du larynx : elle tient au bord supérieur de la face interne du cartilage thyroïde et protége la glotte à la manière d'un opercule.

Nous mentionnerons en outre les fibro-cartilages de Wrisberg, qu'on pourrait mieux nommer fibro-cartilages de Morgagni, qui les a très-bien vus ; ils sont d'une structure analogue à l'épiglotte.

MUSCLES. — Les muscles du larynx sont de

deux sortes : ceux qui lui impriment des mouvements de totalité, ou muscles extrinsèques, et ceux qui lui impriment des mouvements partiels et font jouer les différentes pièces du larynx les unes sur les autres ; on nomme ces derniers muscles intrinsèques. Nous nous bornerons à leur description.

Ils sont au nombre de neuf : quatre pairs et un impair.

Les muscles pairs sont : le crico-thyroïdien, le crico-aryténoïdien postérieur, le crico-aryténoïdien latéral et le thyro-aryténoïdien. L'impair est le muscle aryténoïdien postérieur.

Le muscle crico-thyroïdien est un petit faisceau charnu triangulaire, qui, de la partie antérieure et inférieure de la surface externe du cartilage cricoïde, se porte à la partie latérale du bord inférieur du thyroïde et au bord antérieur de la petite corne. La direction de ses fibres est d'autant plus oblique qu'elles sont plus inférieures.

Le muscle crico-aryténoïdien postérieur s'étend de la ligne saillante qui existe sur le milieu de la face postérieure du cartilage cricoïde à la partie externe et postérieure de la base du cartilage aryténoïde. Ses fibres sont dirigées en haut et en dehors, les supérieures presque horizontalement, les moyennes obliquement et les inférieures presque verticalement.

Le muscle crico-aryténoïdien latéral s'étend de la partie latérale du bord supérieur du cartilage cricoïde à la partie externe et antérieure de la base du cartilage aryténoïde.

Le muscle thyro-aryténoïdien est situé au-dessus du précédent dans l'épaisseur des cordes vocales inférieures, ce qui en fait un agent puissant de la phonation. Il s'insère sur la moitié inférieure de l'angle rentrant du cartilage thyroïde, sur le bord inférieur de ce même cartilage et sur la partie la plus élevée du ligament crico-thyroïdien moyen. Ses fibres se dirigent pour la plupart du cartilage thyroïde au cartilage aryténoïde, et concourent, pour une partie, à former les parois latérales du vestibule de la glotte.

C'est dans la partie antérieure et externe de ces fibres que M. Battaille a signalé l'existence d'un petit muscle qu'il a appelé *thyro-aryténoïdien grêle* et qu'il a parfaitement décrit[1]. Ce petit faisceau musculaire est souvent recouvert par les fibres de l'aryténoïdien oblique.

Le muscle thyro-aryténoïdien peut, d'après le même auteur, se diviser en trois parties distinctes : La première ou *faisceau plan* s'étend de l'angle rentrant du cartilage thyroïde à toute la longueur du bord inférieur de l'apophyse aryténoïde, et possède des fibres superposées horizontalement. C'est la portion interne du muscle.

La deuxième partie ou portion externe du muscle, que l'auteur appelle faisceau paraboloïde, part de l'angle rentrant du cartilage thyroïde, contourne les fibres inférieures du faisceau plan, s'adosse au thyro-aryténoïdien grêle

1. *Mémoire sur la phonation*, lu à l'Académie des sciences, avril 1861.

et se fixe près de l'épiglotte au tubercule externe du cartilage aryténoïde.

La troisième portion, désignée sous le nom de *faisceau médian* ou *arciforme*, se trouve comprise entre les deux autres, et ne se distingue de la seconde que par la forme et les rapports. Elle est composée de deux surfaces musculaires triangulaires dont la base serait fixée à la cavité aryténoïdale et le sommet au cartilage thyroïde.

M. Battaille a donné le nom de *triceps laryngien* à ces trois parties réunies, composant le muscle thyro-aryténoïdien.

Le muscle aryténoïdien, impair et symétrique, est situé en arrière des cartilages aryténoïdes, dans une excavation, constituée par ces cartilages et la membrane fibro-muqueuse qui les unit. Il se compose de trois parties : deux superficielles et obliques qui se croisent en sautoir sur la ligne médiane ; une profonde et transversale plus considérable que les deux autres réunies. Les deux premières ont été appelées muscles *aryténoïdiens obliques*, et la denière muscle *aryténoïdien trans-verse*. Le volume des aryténoïdiens obliques n'est pas constamment le même dans les deux cas, il arrive souvent que l'un d'eux est beaucoup moins développé que l'autre.

MUQUEUSE VOCALE. — La membrane muqueuse qui tapisse tout le larynx est recouverte, dans toute son étendue, par un épithélium vibratile tellement apparent que dans certains cas on l'aperçoit tout à fait isolé.

Elle se continue en haut et en avant avec la muqueuse linguale, sur les côtés et en arrière avec la muqueuse pharyngienne. Dans ces deux diverses régions elle est très-faible, elle présente une extrême laxité; son aspect est comme plissé et comme chiffonné, tandis qu'au niveau des ligaments vocaux, elle est très-dense, elle jouit d'une élasticité remarquable et affecte des propriétés toutes différentes de celles qu'elle présente dans tous les autres points. En somme son adhérence au tissu cellulaire sous-jacent augmente en solidité d'avant en arrière au point d'être très-fortement fixée au tiers postérieur des apophyses aryténoïdes.

Cette membrane est douée d'une sensibilité très-grande au niveau de l'orifice supérieur du larynx et du vestibule de la glotte, mais elle est bien moins développée sur les cordes vocales et dans la portion sous-glottique.

VAISSEAUX. — Trois artères se rendent au larynx de chaque côté : ce sont l'artère laryngée supérieure, l'artère laryngée inférieure et l'artère laryngée postérieure. Les deux premières viennent de la thyroïdienne supérieure et la troisième de la thyroïdienne inférieure.

Les veines peu développées suivent le trajet des artères correspondantes; ce sont la veine laryngée supérieure, la veine crico-thyroïdienne et la veine laryngée postérieure qui vont toutes se terminer dans la veine jugulaire interne.

NERFS. — Les nerfs du larynx proviennent des laryngés supérieurs et des laryngés inférieurs ou récurrents. Ils ont les uns et les autres, d'après les belles expériences de M. le professeur Longet, une influence directe sur la phonation. Des deux rameaux fournis par le laryngé supérieur, l'externe seul préside à la voix, tandis que l'interne n'a d'effet que sur la sensibilité de la muqueuse vocale. Les filets nerveux qui se rendent aux muscles crico-thyroïdiens ont une action directe sur l'acuité des sons, au point que lorsqu'on fait une division de ces filets nerveux en même temps qu'une section des nerfs récurrents, les cris aigus ne sont plus possibles et la gêne de la respiration devient très-grande. Les nerfs récurrents président aussi à la respiration; le muscle aryténoïdien ou constricteur de la glotte respiratoire est soumis aux nerfs récurrents, et les muscles crico-aryténoïdiens latéraux qui sont surtout constricteurs de la glotte vocale sont aussi animés par ces mêmes nerfs.

M. le professeur Longet nous a aussi démontré l'influence qu'exerce sur la phonation la portion bulbaire ou branche interne de l'accessoire de Willis.

Telle est l'histoire succincte des différents organes dont le concours sert à la génération du son. Nous allons maintenant étudier leur action soit isolée, soit combinée pour modifier la voix et produire la parole. Le son n'est réellement modifié qu'en parcourant les différents degrés du tuyau vocal qui est constitué par le pharynx, les fosses nasales, le voile du palais, la langue, les joues, les dents et les lèvres.

CHAPITRE II.

PHYSIOLOGIE DE LA VOIX.

La glotte est l'organe générateur de la voix humaine : les belles expériences de M. Battaille nous le démontrent de la façon la plus évidente. C'est uniquement à la glotte qu'il faut rapporter le son, quel que puisse être son abaissement ou son élévation. L'habile professeur du Conservatoire a su, par des expériences laryngoscopiques, faire voir, contrairement à l'opinion de Muller, que dés chanteurs exercés pouvaient parcourir des gammes descendantes tout en allongeant la trachée artère, et des gammes ascendantes avec le plus grand raccourcissement du même organe.

M. Battaille, dans ses diverses expériences, s'est surtout attaché à l'étude du chant et a cherché l'origine des sons dans toutes leurs variantes, mais il n'en a pas moins trouvé l'unique source de la production du son ou voix humaine.

C'est aux quatre phénomènes suivants qu'il a rattaché la génération du son en général : l'affrontement des aryténoïdes, la tension des ligaments vocaux, leurs vibrations et l'occlusion progressive de la glotte en arrière.

Je ne suivrai pas l'auteur dans toutes les descriptions qu'il a si savamment détaillées dans son mémoire lu à l'Académie des sciences, et

que j'ai déjà cité plus haut; c'est au point de
vue de la parole et non du chant que je dois
surtout diriger mes études physiologiques.

Je passerai donc sous silence toutes les théories plus ou moins satisfaisantes à l'aide desquelles on a voulu donner l'explication, non-seulement de la production du son, mais encore
de toute l'étendue qu'il pouvait acquérir ; et
par conséquent de tous les phénomènes produits dans l'organe vocal pendant l'émission des
sons les plus variés.

Mon rôle se bornera à étudier les phénomènes qui accompagnent la production de la
voix proprement dite.

Toutes les recherches qui ont été faites à propos de la génération du son ont été surtout dirigées sur les organes dont le jeu produisait le
son et déterminait ses différentes qualités. On
a complétement mis de côté la matière première
donnant naissance au son, je veux parler de
l'air chassé des poumons. C'est bien à lui, en
effet, qu'est due la génération de la voix, à

l'aide certainement d'organes sans lesquels rien ne serait produit, et ce sont ces organes que M. Bataille a si bien précisés et si parfaitement décrits.

Dans l'appareil de la phonation, les poumons jouent donc le rôle de réservoir aérien dont le larynx serait le tube de transmission.

Or, si l'on examine un homme qui dort, on observera certains phénomènes qui se succéderont d'une façon régulière et non interrompue : l'air entrera dans la poitrine, ce sera l'inspiration ; sous cette influence, la poitrine se dilatera ; enfin cet air en sera chassé, ce sera l'expiration. Cette série de phénomènes se reproduit sans cesse, toujours la même, et sans que l'homme n'en ait nullement conscience. Il sera facile de constater une certaine force dans l'air expiré, car on le sentira nettement en s'approchant de la bouche du dormeur.

Évidemment l'homme éveillé est tout à fait dans les mêmes conditions ; qu'arrivera-t-il si on lui fait produire un son ? On observera qu'il commence par faire une inspiration à la suite de laquelle la poitrine se dilate; puis il se produit un temps d'arrêt très-court qu'on ne peut remarquer qu'avec la plus grande attention; enfin au moment où l'expiration devrait se faire, le son commence à sortir, et il continue ainsi jusqu'à ce que tout l'air qui aurait dû être expiré ait été employé à la formation du son. Alors, ou cet individu s'arrête, ou bien il fait une nouvelle inspiration pour commencer un nouveau son, et ainsi de suite.

Il y a deux remarques importantes à faire dans ce que nous venons d'observer : la première consiste dans le retour de la poitrine à son état normal, et son affaissement lent et successif à mesure que le son est émis ; la seconde dans l'emploi de l'air, qui aurait dû être simplement expiré à la formation du son.

Sans m'arrêter à reconnaître si c'est l'air qui vibre en passant sur les cordes vocales ou qui les fasse vibrer par son passage, je dirai que lorsqu'on parle, l'expiration cesse d'être visible et qu'il n'y a plus de courant d'air (expiré) appréciable pour l'observateur. Cet air s'épanouit en quelque sorte, et rien n'annonce sa sortie, puisqu'il ne ternit plus la glace qu'on lui oppose et qu'il n'y laisse qu'une légère trace d'humidité quand le son est prolongé.

C'est en vertu de cette expérience que Jourdant est arrivé à démontrer que le son ou la voix n'était rien autre que l'air expiré dépensé en son au lieu de l'être en souffle.

Nous verrons plus tard à quels inconvénients peut conduire la sortie simultanée du son et du souffle.

CHAPITRE III.

DE LA PAROLE.

La parole est la *voix articulée*, c'est-à-dire, comme l'a parfaitement définie M. Vaïsse[1], elle est le résultat des sons laryngés modifiés par le jeu ou le contact des organes sus-laryngiens qu'ils traversent.

En d'autres termes la parole, au point de vue physiologique, serait produite par le souffle des poumons, devenu sonore sous diverses formes acoustiques, qui seraient le résultat des mouvements et des positions de la langue et des lèvres, ainsi que de la collision de l'air après sa sortie du larynx, tant contre ces parties molles et mo-

1. *De la Parole*, *considérée au double point de vue de la physiologie et de la grammaire.*

biles que contre les parois fixes et rigides des cavités buccale et nasale, telles que les dents, le palais, etc.

Les organes générateurs de la parole sont donc ceux dont le concours forme ce que nous avons désigné plus haut sous le nom de tuyau vocal.

Mais si nous avons vu les organes suffire pour engendrer le son, il n'en est pas de même pour la parole. Si le langage articulé est une faculté exclusive de l'homme, c'est que tout en étant naturel, il est aussi sous la dépendance de l'intelligence.

Pour reproduire la parole il ne suffit pas de l'entendre, il faut la comprendre, et c'est ainsi que l'idiot ne parlera pas plus que le sourd-muet.

La parole sera donc toujours pour nous la voix modifiée par une participation active du cerveau, et dès lors elle résultera de signes conventionnels, qui, s'adressant à l'ouïe, établiront entre les êtres intelligents des communications médiates, volontaires et réfléchies.

C'est à la grammaire que nous nous adressons pour l'étude de ces signes conventionnels, réservant aux recherches physiologiques de nous indiquer le mécanisme de l'articulation de la voix ou des sons.

Le son, après sa sortie du larynx, n'est articulé qu'autant qu'il est brisé contre tous les différents organes qu'il traverse : c'est à ce brisement de la colonne d'air expirée qu'on a donné le nom d'*articulation* des sons.

Les modifications que l'homme doit imprimer au tuyau vocal pour transformer la voix en parole sont des mouvements volontaires que l'imitation, secondée par l'ouïe et l'intelligence, lui apprend à reproduire.

Les signes sonores, qui servent à l'homme pour communiquer avec ses semblables, se composent de voyelles et de consonnes. Ces sons, diversement associés, composent des syllabes; celles-ci, combinées de diverses manières, composent des sons articulés d'une certaine durée qui sont des mots.

Il est assez difficile de décrire d'une façon bien précise le mécanisme à l'aide duquel la parole ou l'articulation des lettres se produit; les physiologistes sont loin d'être tous d'accord sur cette question.

L'instant, qui sépare l'émission du son formé dans le larynx de celui où la parole est produite, est tellement court qu'il est inappréciable, et on peut presque dire que la production du son par le larynx et l'émission de la voix sont deux phénomènes instantanés et tellement identifiés entre eux, que, malgré l'attention la plus soutenue, il est de toute impossibilité de les distinguer chez une personne qui parle.

Or il nous reste à étudier les différentes configurations du tuyau vocal pour l'émission des lettres, qui sont évidemment la base de la parole, et à cet effet nous étudierons l'articulation dans les voyelles et dans les consonnes.

DES VOYELLES. — Les voyelles ont toujours été considérées comme de simples sons vocaux laryngiens presque purs et à peine articulés;

autrement dit, elles n'exigeraient pour être émises qu'une modification presque insensible du tuyau vocal. Mais les voyelles, émises sans être articulées, ne sont plus que des sons sans pureté, sans netteté, et qui ne peuvent concourir à la formation du langage.

M. Vaïsse, dans son excellent mémoire, que j'ai déjà cité, nous démontre de la façon la plus évidente que ce n'est pas essentiellement dans le larynx que se constitue la voyelle ; et en cela il s'appuie sur de judicieuses remarques faites par le docteur Deleau. On peut en effet considérer un individu parlant à haute ou à basse voix · dans ce dernier cas, ce sera une parole *aphonique* qui s'émettra sans le concours du larynx, et cependant elle sera très-perceptible pour l'oreille, et pourra même, dans certains cas, être comparée à la parole à haute voix ou parole phonique, entendue de loin. En parlant aussi bas que possible, il sera très-facile de faire entendre et de faire distinguer entre eux les sons *a*, *e*, *i*, *o*, *u*, etc.

Ce n'est certainement pas dans la disposition de la partie antérieure de l'appareil vocal que pouvait consister la différence absolue qui devait se trouver entre la voyelle et la consonne; mais ce n'était pas non plus dans la partie la plus reculée, car si le jeu du larynx eût été la partie essentielle de la voyelle, les voyelles n'eussent pas existé dans la parole à voix basse.

Habitué par les nécessités de son enseignement à faire d'admirables recherches sur le mécanisme de la parole, M. Vaïsse est arrivé à en donner une très-complète démonstration que je crois utile d'analyser.

Jusqu'alors les physiologistes avaient tous pour la plupart complétement négligé l'étude du pharynx, en tant qu'organe du langage; ayant découvert l: part que prennent à la production de la voix et de la parole la cavité laryngienne, qui précède le pharynx, et la cavité buccale, qui le suit, ils ont, par le peu d'attention qu'ils ont accordé sur ce point au pharynx, donné à supposer le fait bizarre de l'inaction de la partie

moyenne de l'organe, intermédiaire obligé cependant entre les deux autres parties, dont il
avait été impossible de méconnaître l'action.

L'auteur est arrivé à reconnaître que, lorsqu'il
prononçait, tant à voix basse qu'à haute voix,
celles de nos voyelles qui permettent de conser-
ver le plus grand degré d'écartement entre les
parois supérieures et inférieures de la bouche,
l'effort fait pour produire le son de ces lettres
avait pour résultat immédiat, et comme pour
préparation à l'émission même de ce son, d'a-
mener le resserrement des parois du gosier ou du
pharynx, effet qui se reproduisait pour toutes
les voyelles sans exception, et n'avait lieu pour
aucune autre catégorie des éléments de la parole. C'est donc à la tension du pharynx qu'est
due la production de la voyelle ; cette tension
s'opère par la contraction du muscle constricteur moyen, prenant son point d'appui sur l'os
hyoïde, qui se trouvait fixé lui-même par la tension simultanée de ses divers muscles suspen-
seurs. L'état de tension s'étendait à toute la por-

tion du pharynx située immédiatement au-dessous de l'insertion de la langue, et jusqu'au
point où débouche dans cette cavité celle du
larynx, et cet effet était accompagné d'un effet
analogue dans les muscles glosso et pharyngo-
staphylins des piliers du voile du palais.

La contraction qui, pour produire la voyelle,
s'opère dans l'appareil musculaire sur lequel
s'applique la membrane muqueuse du pharynx
est en quelque sorte analogue à la contraction
de l'orbiculaire des lèvres pour produire le sifflement.

La voyelle peut donc se produire sans la voix,
puisque dans le chuchotement la contraction du
pharynx existe sans la tension des ligaments de
la glotte, indispensable pour la production de la
voix.

Il en résulte ainsi que, pour M. Vaïsse, la
voyelle est essentiellement un *son guttural*,
produit par la simple collision de l'air expiré
contre les parois tendues de la cavité pharyngienne.

La partie du tuyau vocal formé par le palais, la langue et les lèvres ne sert donc pas à constituer le son fondamental de la voyelle, mais simplement à le modifier et à multiplier ses variétés.

Ce sont ces différentes variétés et modifications que nous allons maintenant étudier.

Parmi tous les physiologistes qui se sont occupés de la parole, Gerdy est, sans contredit, celui qui jusqu'à présent ait encore donné une des théories les plus satisfaisantes sur le mécanisme de la production des voyelles. Il est arrivé à ce résultat par une expérimentation de tous les jours, en étudiant à l'aide d'un miroir tous les mouvements qui pouvaient s'exécuter dans la prononciation non-seulement de toutes les lettres, mais de toutes les syllabes qu'il avait à former.

Gerdy divise les voyelles en deux groupes : voyelles *distinctes* et voyelles *confuses*. Les premières frappent clairement l'oreille : *a, ê, é, i, o, u;* les secondes arrivent plus sourdement à

l'oreille et la bouche les reproduit difficilement :
e muet, *eu*.

Il subdivise les voyelles distinctes en voyelles
simples ou en voyelles *composées*.

Des voyelles simples il en fait trois groupes :.

Le premier groupe comprend les voyelles *a*, *ĕ*.
Pour les prononcer, l'isthme du gosier figure une
fente verticale plus large en bas qu'en haut ; le
voile du palais s'étend en voûte et la luette se
raccourcit. Pour *a* la bouche est ouverte et la
langue abaissée vers la pointe ; pour *ĕ*, la langue, plus élevée, touche les incisives inférieures
qu'elle dépasse, ainsi que les molaires. M. Longet assure que, dans cette circonstance, l'isthme
du gosier figure une fente plus large que pour *a*.

Le deuxième groupe comprend les voyelles
é, *i*. L'isthme du gosier forme une ouverture
plus large. Mais M. Longet fait encore observer
ici qu'en raison de la difficulté de prononcer
deux voyelles, la bouche ouverte, il est à peu
près impossible d'apprécier les changements
qui se passent au niveau de l'isthme du gosier.

Pour *é* la bouche se fend transversalement, le corps de la langue est élevé contre le palais et touche aux dents supérieures ; pour *i*, le corps de la langue s'approche encore plus du palais et même du voile.

Le troisième groupe comprend les voyelles *o, ou, eu, u* : elles sont dues à la combinaison des mouvements des deux premiers avec certains mouvements des lèvres.

Pour *o, ou*, le gosier a la même forme que pour *a*; pour *eu, u*, c'est la forme de l'*é*.

Pour prononcer *o*, les lèvres se froncent en rond, s'allongent en canal, et la pointe de la langue abaissée se retire en arrière des incisives inférieures. Pour *ou*, les lèvres s'allongent un peu plus, l'ouverture de la bouche est plus étroite et la langue se relève en s'avançant un peu plus. Pour *u*, l'ouverture buccale est plus étroite, et la langue plus près du palais; pour *eu*, les lèvres se froncent de manière à former une ouverture transversale et ovalaire.

Les voyelles composées ne forment qu'un

groupe; elles sont appelées voyelles nasales,
parce qu'elles sont produites par le retentissement des sons vocaux dans les fosses nasales.
Ce sont : *un, an, in, on*.

Bien qu'il y ait deux lettres, ce sont des sons
simples. Pour *an*, le voile du palais est très-
abaissé, la luette touche presque la langue, de
sorte que peu de son sort par la bouche. Pour
in, le voile du palais est un peu élevé, et la
langue est retenue vis-à-vis la première des
grosses molaires. Pour *on*, c'est la même chose
que pour *an*, sauf que la bouche s'arrondit.
Pour *un*, le voile du palais s'élève et la langue
s'avance contre les incisives, la bouche est toujours arrondie.

Tel est le résultat des observations du savant
physiologiste sur le mécanisme de la production des voyelles, et depuis lors aucune théorie
n'a mieux expliqué ces différents phénomènes.
M. Segond, dans son mémoire sur la parole[1],

1. *Archives de médecine*, 1847, 4e série, t. XIV, p. 348.

s'est étudié à démontrer ce mécanisme de la
formation des voyelles d'une manière moins
complexe.

Tous les sons produits par le larynx et tra-
versant librement le tuyau vocal sont des voyelles. Il suffit donc de déterminer la configuration du tuyau vocal dans la prononciation de
chaque voyelle pour les distinguer les unes des
autres.

La bouche étant largement ouverte, ainsi que
l'isthme du gosier, le son produit par le larynx
peut s'exprimer par $\bar{a}$. Si pendant la tenue du
son on projette insensiblement les lèvres en
avant, de manière à rétrécir la partie buccale
du tuyau, en même temps qu'on l'allonge, le
son sera successivement exprimé par les voyelles a, à, $\hat{a}$, $\bar{a}$, o, eu, u, ou.

Si à partir de l'à, au lieu de rétrécir le tuyau
buccal avec les joues, les lèvres et les mâchoi-
res, on porte les bords de la langue vers la voûte
palatine, de manière que le contact s'opère insensiblement de la partie postérieure des bords

vers la pointe de la langue, le son produit par le larynx, et modifié par ces dispositions successives, sera représenté par les voyelles *a*, *ê*, *è*, *é*, *e*, *i*, *z*. Entre l'*é* et l'*i*, on fait entendre des *é* de plus en plus fermés ; de même qu'entre l'*i* et le *z* on fait entendre plusieurs variétés d'*i*.

Ces dispositions pour la formation des voyelles sont les plus naturelles ; mais, *artificiellement*, on peut, la bouche largement ouverte, prononcer la voyelle *o*, par exemple, en rétrécissant suffisamment l'isthme du gosier. On pourrait en dire autant de quelques autres voyelles.

Une voyelle quelconque étant produite, si l'on interrompt son passage à travers la bouche, par une contraction du voile du palais, de manière à engager le son dans les fosses nasales, on a un son composé de la nature des sons exprimés par *an*, *in*, *on*, *un*.

DES CONSONNES. — On a défini les consonnes des sons *articulés* : elles exigent, en effet, pour être prononcées une interruption complète de

3

l'air expiré, et c'est en raison de ce brisement
de la colonne d'air qu'on les a désignées sous le
nom d'*articulations*.

J'emprunterai encore ici à Gerdy les recherches qu'il a publiées sur la production des consonnes.

Dans la prononciation des consonnes il y a
deux mouvements : 1° un préliminaire, consistant tantôt dans des mouvements des lèvres,
tantôt dans l'occlusion momentanée du canal
oral ; 2° un mouvement d'articulation, qui consiste surtout dans l'ouverture subite du canal
oral et dans l'émission brusque de l'air préala-
blement retenu, et enfin dans l'explosion simultanée de la consonne. On peut prononcer la
consonne en commençant par le son voyelle,
mais jamais on ne peut la prononcer sans la
revêtir immédiatement d'une voyelle obscure
ou distincte qui la rende sensible à l'oreille.

On doit distinguer les consonnes en simples et composées : les simples ne font entendre qu'un son consonne uni à un son voyelle;

les composées en font entendre deux qui naissent tous deux du même mouvement essentiel d'ouverture de la bouche. Pour se donner une idée dés consonnes composées, il suffit de prononcer le mot *blâmer ;* les consonnes *b* et *l* se prononcent en même temps et donnent deux sons qui se suivent si rapidement qu'ils semblent être confondus.

Les consonnes simples ont été divisées en neuf genres, et dans chacun de ces genres il y a une consonne douce, produite par une expiration douce, et une consonne dure, produite par une expiration brusque à travers la bouche, qui s'ouvre soudainement après avoir retenu l'air qui y était accumulé.

1ᵉʳ genre : (*labiales*) *b*, consonne douce, et *p*, consonne rude. Elles sont formées d'abord par l'occlusion des lèvres, ensuite par leur ouverture.

2ᵐᵉ genre : (*dento-labiales*) *v* et *f*. Dans le mouvement prélimináire, les dents supérieures s'appliquent à la langue inférieure, et s'en écartent ensuite brusquement en articulant.

3me genre : il comprend le *z* et le *c* des Espagnols et le θ des Grecs. Ces consonnes se prononcent en portant la langue entre les incisives, et en la retirant subitement pour· laisser
échapper la consonne articulée.

4me genre : (*linguales antérieures sifflantes*).
Ce sont le *z* français, l's, le *j* et le *ch*. Il y.a
trois mouvements de la bouche : un premier,
préliminaire, pendant lequel la langue s'applique à la voûte par ses côtés, l'air peut passer
au milieu, et est dirigé contre les incisives, où
il se brise et produit une espèce de sifflement ;
un second mouvement préliminaire par lequel
la pointe ou la partie antérieure de la langue
paraît fermer momentanément le canal de la
prononciation ou au moins le rétrécir. Enfin
le troisième mouvement ou d'articulation, qui
ouvre le canal et permet à la consonne de se
faire entendre. Pour *z* et *s*, l'air est dirigé contre les dents supérieures ; pour *j* et *ch*, la pointe
de la langue est élargie, et l'air vient se briser
plus facilement contre les dents.

5ᵐᵉ genre : (*linguales antérieures muettes*) *l*, *r*, *d*, *t* sont muettes et articulées par la pointe de la langue. Pour *r*, la langue est contre le palais, et rétrécit le canal oral ; l'air qui passe dessus le fait vibrer, comme un archet la corde d'un violon. Il y a un second mouvement préliminaire par lequel la langue s'applique au palais et s'en détache ensuite pour articuler. Pour *l*, *d*, *t*, la langue s'applique au palais par un mouvement préliminaire. Pour *l*, le canal oral est incomplétement fermé. Pour *d* et *t*, il l'est complétement, et la langue touche les dents. Ce contact n'est cependant pas indispensable.

6ᵐᵉ genre : (*linguales*) *y* dans *moyen*, *ch*, *g* dur, *q*. C'est le corps de la langue qui les articule. Pour toutes, excepté *ch*, la langue s'applique au palais par un premier mouvement, et s'en écarte pour articuler. Pour *y*, l'air passe sur la ligne médiane. Pour *ch*, la langue, très-rapprochée de la voûte du palais, laisse passer l'air, de manière à produire un petit sifflement. Pour *g* dur et *q*, c'est la moitié postérieure de la

langue rétractée qui s'applique à la voûte palatine, vers le bord adhérent ou la base du voile
du palais.

7ª genre : Le son manque à la langue française, c'est le *j* des Espagnols dans *juez*, *ch* des
Allemands dans *machen*.

8ᵉ genre : (*nasales*) *m*, *n* se prononcent en
abaissant le voile du palais et dirigeant le son vers
les fosses nasales. Les lèvres agissent pour *m*
comme pour *b*, et pour *n* comme pour *d*. C'est
donc un *b* ou un *d* passés par le nez. On peut
en rapprocher *gne* de *ligne*. Pour ces trois consonnes l'air s'échappe par le nez dans le mouvement préliminaire, ce qui n'arrive pour aucune autre.

9ᵉ genre : *h* aspirée. Le pharynx et l'isthme
du gosier sont resserrés par une première action ; ensuite il s'y fait un relâchement subit
qui coïncide avec l'expiration et fait résonner
la consonne.

On ne pouvait donner une explication plus
complète de la prononciation des consonnes que

ne l'a fait Gerdy. Depuis, à part quelques modifications apportées dans la classification, il n'est rien de supérieur à cette théorie pour donner le mécanisme de l'articulation des consonnes.

J'ajouterai les idées émises par M. Segond, dans un mémoire déjà cité, sur l'articulation des consonnes, dont M. le professeur Longet donne une analyse très-complète dans son *Traité de physiologie.*

M. Segond distingue deux ordres de consonnes : les consonnes *soutenues* et les consonnes *non soutenues*, ou consonnes proprement dites.

Tous les sons produits par le larynx et s'accompagnant d'un rétrécissement très-notable d'une partie du tuyau vocal, rentrent dans les consonnes soutenues. Pour que dans ces cas la prononciation de la consonne soit complète, il faut que le rétrécissement du tuyau vocal cesse brusquement, en même temps que la voix elle-même est suspendue.

Lorsque la voix s'accompagne de phénomènes

d'occlusion complète, au niveau de certains points du tuyau vocal, il y a véritablement *articulation*, ou formation d'une consonne proprement dite.

En plaçant le *z* à la suite de l'*i* ou le *v* à la suite de l'*u*, M. Segond a exprimé un fait réel en indiquant par là la transition des voyelles aux consonnes soutenues.

Il s'agit de déterminer le point de rétrécissement du tuyau vocal pour les consonnes soutenues, et les organes qui opèrent l'occlusion pour les consonnes proprement dites. Enfin il faut remarquer aussi les différents modes suivant lesquels la voix se combine avec le rétrécissement ou avec l'articulation.

Le rétrécissement qui produit les consonnes soutenues peut s'opérer sur divers points :

Au niveau du milieu de la langue on a les consonnes *ch, j ;*

Au niveau de la pointe de la langue, on a les consonnes *s, z ;*

Entre la pointe de la langue et le bord des

dents incisives supérieures, on a les consonnes
th, θ ;

Entre la lèvre inférieure et le bord des incisives supérieures, on a les consonnes *f*, *v*.

Les consonnes soutenues sont *douces* ou *fortes*,
selon la manière dont la voix se combine avec
le rétrécissement du tuyau vocal

Si la voix ne se fait pas entendre, ou ne se
fait entendre qu'au moment où cesse l'étrangle-
ment, on produit, au moyen d'un courant d'air,
les consonnes fortes *ch*, *s*, *th* dur, *f*.

Si, au lieu du courant d'air, c'est la voix
même qui s'engage à travers le rétrécissement,
on a les consonnes douces *j*, *z*, *th* doux, *v* :
c'est ce qui explique comment il est impossible de produire des consonnes douces dans le
chuchotement.

Si le rétrécissement s'opère entre la base de
la langue et le voile du palais, pendant qu'au
passage du son la luette est animée d'un léger
frôlement, on produit le *j* des Espagnols.

Les consonnes proprement dites varient

également suivant le point où se fait l'articulation.

Quand l'occlusion s'opère entre le milieu de la langue et la voûte palatine, on produit q, g, gn;

Quand c'est entre la pointe de la langue et la voûte palatine, on forme c, g des Italiens.

Si l'occlusion se fait entre la pointe de la langue et la partie postérieure des incisives, on a t, d, n.

Enfin, si cette occlusion se fait entre les deux lèvres, c'est p, b, m.

Pour une même articulation, on a l'explosion q, c des Italiens ; t, p, si la voix, comme emprisonnée derrière l'obstacle, se fait entendre au moment où les parties se séparent. Si la séparation des parties est précédée d'un murmure vocal, s'opérant derrière les parties qui font obstacle, au moment de l'explosion on forme les douces g, g des Italiens, d, b. Enfin, si ce murmure préalable à l'explosion va spécialement retentir dans les fosses nasales, on a gn, n, m.

Une disposition spéciale se rapporte à *l* et *ll* : pour *l* la pointe de la langue s'applique au palais pendant que la voix passe de chaque côté entre les bords de la langue et les bords alvéolaires ; pour *ll*, ce n'est plus la pointe seulement, mais la moitié antérieure de la langue qui est fixée au palais.

La lettre *x* doit être considérée comme une consonne composée, formée soit par la réunion de *gs*, comme dans *exalté*, qui se prononce comme s'il y avait *egzalté;* soit par la réunion de *qs*, comme dans *expérience*, qui se prononce comme *eqspérience.*

Telle est la théorie de M. Segond, physiologiste aussi distingué qu'habile, et dont tous les résultats sont le fruit d'une expérimentation directe.

Je ne parlerai pas ici des idées émises par Magendie, Muller, Kemplen, etc., qui tous, pour la plupart, se sont appuyés sur les savantes données de Gerdy. Au point de vue de la physiologie, je m'en tiendrai à M. Segond qui, tout en acceptant les théories de ses prédécesseurs, a su les expliquer d'une manière aussi nette en y joignant surtout les fruits de ses propres observations.

Je vais aborder maintenant le son, la voix et la parole dans leur ensemble ; en m'appuyant sur les judicieuses données de M. Serre d'Alais, qui a bien voulu me communiquer ses savantes recherches sur ce sujet, et essayer de considérer la question au point de vue philosophique.

CHAPITRE IV.

SON. — VOIX. — PAROLE. — ORIGINE DU LANGAGE.

Le son, en ce que la parole a d'extérieur, est sa forme générale, et le son n'est en effet que l'intelligence, le verbe, à un certain état, et dans

sa généralité, il correspond aux rapports natu-
rels de l'homme avec les trois mondes inorganique, organique et intellectuel, sous trois modifications progressives de *son simple*, de *voix* et
de *parole articulée*.

Rien de ce qui est supérieur n'a sa raison en
soi, sa cause dans ce qui est inférieur. Ainsi,
lorsque le simple son devient voix, ce changement s'opère, non par une cause physique,
quoiqu'il implique des conditions physiques,
mais par l'efficacité du principe constitutif de
l'être organique, de l'être vivant et sentant; et
la voix également devient parole, non par le
développement de ce qui en elle appartient à
l'organisme, mais par l'action d'un nouveau
principe qui s'y joint et d'un principe infini en
soi, puisqu'il produit l'immédiate vision de l'infini, qui constitue l'intelligence.

Il y a deux choses dans le son, le *son*, la
voix, la voyelle et la limite qui la détermine.
Le son, la voix, la voyelle est la parole indé
terminée; la consonne, muette par elle-même,

obscure, inintelligible, limite la voix et la détermine, comme l'ombre détermine un objet
lumineux en le limitant ou en marquant ses
contours : elle n'a d'existence que par la voyelle,
sans laquelle on ne saurait l'articuler. A celle-ci
appartient exclusivement tout ce qu'il y a de
positif dans le langage, comme tout ce qu'il y a
de positif dans l'être appartient à l'esprit qui
informe la limite, le corps, lequel ne saurait
exister sans lui.

La voyelle est l'âme de la parole, la consonne,
le corps, la manifestation, et la consonne représente l'idée générale de femme, le principe fe-
melle ; la voyelle représente le principe mâle,
le principe positif, générateur des formes :
l'une et l'autre doivent entrer en contact pour
former la voix articulée, articulée non-seulement par les organes les plus voisins, la langue, les lèvres, mais encore par toute action
musculaire sentie, quelque éloignée qu'elle
puisse être.

La parole est une faculté exclusivement rela-

tive au mode sous lequel l'intelligence existe
dans les êtres doués de raison.

Les animaux ont un langage, expression de
l'instinct et de la sensation ; mais privés de la
parole, parce qu'ils sont privés de la pensée ;
une insurmontable barrière les sépare de
l'homme et les relègue à une distance énorme
de lui dans les ténébreuses régions où jamais
ne luit pour eux le vrai éternel, absolu, infini.
Ce langage est purement affectif, expressif, imi-
tatif, et n'a d'autre analogie avec la langue
phonétique de l'homme que par l'association
du geste significatif, première langue hiéroglo-
phiqu eou symbolique de l'homme primitif, de
l'homme sensation.

Le son, dans le monde inorganique, est une
manifestation de l'intelligence ou de la forme ;
la diversité des sons dépend de la diversité des
formes dans leur rapport avec le mouvement.
Il nous révèle souvent, dans la nature intime
des corps, des différences qui nous reste-
raient inconnues sans lui. Le timbre diffère

selon la composition élémentaire du corps
sonore.

Quelles que soient les perceptions et les impressions, les animaux les manifestent généralement par la voix. Ils ont un langage commun
qui a ses idiomes, ses dialectes particuliers.
Plus les natures sont rapprochées, mieux une
espèce entend la langue d'une autre espèce.
Cette langue, tout expressive, exprime des rapports sympathiques et des rapports hostiles au
point de vue de la conservation. La voix est
dans le retentissement de la nature intime de
l'être; elle diffère du son, rendu par un corps
heurté, en ce que son caractère est spontané;
elle varie dans les nuances comme la sensation,
et ne s'apprend pas, parce qu'elle est tout instinctive.

Chez l'homme l'origine du langage articulé a
dû avoir des rapports génésiques avec celui des
animaux. Ce dernier ne reçoit d'autres perfec-
tionnements que ceux apportés par l'animal pendant la durée de sa seule vie. Chez l'homme le

langage suit les progrès de l'intelligence elle-
même. Son évolution correspond à l'évolution
de l'esprit dans la connaissance et, sous ce rapport, toute langue est l'expression d'un système
d'idées et de connaissances acquises, le fruit du
travail commun d'une langue, suite de générations. Comment un seul individu pourrait-il ac-
complir ce travail? Comment son développement
isolé produirait-il ce qu'a produit la combinaison de tous ces développements pendant une
durée qui a si peu de proportion avec la durée
individuelle? Évidemment c'est impossible. Les
langues doivent donc nécessairement être apprises, enseignées, parce que l'enseignement de la
langue est la communication de la science ac-
quise, d'idées ou de sentiments de différents
ordres qui n'ont pu naître que dans la société
et dont se compose la vie sociale.

Toute perception, toute sensation implique
une condition organique, une certaine modification de l'appareil nerveux auquel est liée la
faculté de sentir, en ce sens qu'il la détermine

4

en la limitant. Le même appareil détermine
aussi et de la même manière l'exercice de la
force productrice du mouvement et de l'action
de chaque organe, par conséquent de l'organe
vocal. L'influx nerveux le met en mouvement,
la voix est produite, et la voix est le retentissement de la nature intime de l'être parce qu'elle
résulte de son organisation spécifique.

Chez l'homme, la parole coexiste avec la pensée, elle en est le rayonnement, la splendeur.
Elle est à l'être intelligent ce qu'est la voix à
l'être doué seulement de sensibilité et d'instinct.

Le sourd-muet possède virtuellement la faculté du langage; cette faculté ne peut s'exercer
parce qu'il manque quelque chose d'organique
à son développement, et la preuve matérielle du
fait se trouve dans son aptitude à parler avec les
doigts.

Le langage phénoménal et le langage relatif au
vrai s'unissent pour ne former par leur combinaison qu'un seul et même langage, le langage
de l'homme, être organique et intelligent. L'ani-

mal combine des phénomènes et l'homme des idées : c'est la distance immense qui sépare l'un de l'autre.

Ainsi donc le langage humain correspond à tout ce que renferme la nature humaine : sensation, passion, idées et rapports de ces éléments les uns avec les autres : de là les formes grammaticales et logiques dans la sphère du pur entendement, de là aussi leur nombre, leur rhythme et leur mélodie dans la sphère dépendante de la faculté de sentir.

Avant le don de la parole, l'homme n'était en apparence qu'un simple animal identique d'abord avec le langage ou le mode de manifestation des êtres organiques les plus abaissés de l'échelle, lorsque l'individu humain commence à se former dans le sein de sa mère, puis devenant le langage qui caractérise les animaux d'un ordre supérieur, puis enfin le langage propre de l'intelligence.

Deux éléments constituent le langage articulé ; l'un est directement relatif à la nature de l'homme, l'autre directement relatif à l'idée. Le premier de ces éléments est la voix *expressive*, l'*inflexion*, l'*accent* qui manifeste la manière dont l'être parlant est affecté par le sentiment et cet accent, cette inflexion native et invariable est comprise universellement. L'élément relatif à l'idée ne pouvant la représenter immédiatement, renferme quelque chose d'arbitraire, de conditionnel et doit nécessairement être appris pour être compris.

Le premier élément est invariable comme la nature humaine, le second est flexible comme cette même nature essentiellement progressive. A chaque développement correspond une nouvelle manifestation et le langage chaque jour s'enrichit de tout ce dont s'enrichit la pensée elle-même.

La conséquence forcée à tirer en cette occurrence, c'est que le langage d'imitation, d'expression, de sentiment reste le même parce qu'il est le produit de l'instinct, tandis que le langage abstrait, celui qui est relatif à l'idée, progresse comme cette dernière.

L'éloquence ne se distingue pas originaire-
ment de la poésie. L'enseignement religieux et
moral, les lois mêmes en prenaient la forme, à
cause de son union avec le chant, qui se confondait avec la parole expressive et même après
que l'éloquence se fut à quelques égards séparée
de la poésie, elle conservera comme elle le
rhythme, la mesure, l'harmonie, et conséquem-
ment un certain caractère musical auquel, sans
aucun doute, elle doit une partie de ses effets.

La voix exprime certains états de l'âme, tels
que la joie, la tristesse, la surprise, la frayeur,
l'admiration, la douleur. Dans les langues des
différents peuples il y a des sons, des inflexions
qui correspondent à ces divers états de l'âme :
c'est de la seule manière dont les animaux manifestent leur plaisir ou leur peine; c'est ainsi
que ferait l'homme s'il était isolé. En rapport
avec ses semblables, l'instinct de la parole in-
cessamment sollicité par le double concours de
l'ouïe et de la vue se développe et la langue phonétique abstraite donne une signification à tou-

tes ses pensées, ce que ne fait qu'incomplétement et d'une manière confuse la langue
symbolique. Par le secours de l'expression nous
faisons comprendre à nos semblables tout ce
que notre esprit conçoit, nous étalons toutes
ses opérations et les rendons claires à l'esprit
des autres par l'intermédiaire de l'ouïe et de
la vue.

CHAPITRE V.

LANGUE PRIMITIVE.

Avant d'entreprendre l'étude de la formation
du langage, je vais rappeler en peu de mots
l'influence signalée par M. le professeur Longet,
de l'accessoire de Willis sur la voix, en étudier
la distribution et les usages.

Dans le nerf spinal, accessoire de Willis, il

importe de distinguer deux portions, l'une *bul-baire* et l'autre *cervicale*.

La portion bulbaire, appelée aussi branche interne, naît du bulbe rachidien dans l'inter-valle qui sépare la première paire cervicale du nerf pneumo-gastrique. Au niveau du trou dé-chiré postérieur, cette branche se trouve entre le pneumo-gastrique et la portion cervicale du spinal. Elle s'accole au tronc du pneumo-gastri-que dans lequel elle s'implante, puis se sub-divise pour former la branche pharyngienne, et aller se confondre avec le pueumo-gastrique près de l'origine du nerf laryngé supérieur.

C'est en faisant la section complète de cette branche interne que M. Longet, en 1841, est arrivé à démontrer que l'accessoire de Willis présidait à la phonation par sa portion bulbaire qui seule devait mériter le nom de *nerf vocal*. Lorsque la section n'était faite que d'un côté, l'aphonie n'était pas complète, on remarquait seulement une certaine raucité de la voix qui augmentait avec la section plus ou moins com-

plète du côté opposé. Toutes ces expériences
répétées sur une quantité considérable d'a-
nimaux, prouvèrent l'influence réelle de cette
portion nerveuse sur la voix en général.

Occupons-nous maintenant de la portion cervicale ou branche externe. Elle naît sur les
côtés de la moelle cervicale et va se ramifier
dans les muscles sterno-cléido-mastoïdien et
trapèze, qui reçoivent en outre des rameaux du
plexus cervical.

Cette branche, quoique douée d'une certaine
sensibilité, n'en est pas moins exclusivement motrice, et son origine apparente au voisinage des
racines postérieures ne peut lui faire contester
cette action, qu'elle possède au même degré
que les nerfs qui naissent à une grande distance
de ces racines.

Le nerf spinal n'excite des mouvements dans
les organes de la respiration qu'en vue des actes
extérieurs; c'est lui qui préside à tous les changements qui surviennent dans la motilité du
thorax et du larynx lors de la respiration com-

plexe, tels que l'effort ou la voix ; ce nerf serait donc considéré comme un modérateur de la respiration lorsque le larynx et le thorax doivent produire l'effort, la phonation, etc.; aussi le sterno-mastoïdien serait-il paralysé dans ses actes volontaires après la destruction de la branche externe du spinal.

Mais M. Longet considère la section de cette branche comme déterminant un affaiblissement ou une demi-paralysie de ces muscles, qui, tout en leur permettant d'agir encore dans la respiration ordinaire, les rend incapables de s'associer synergiquement aux autres muscles qui se contractent avec vigueur dans le cri ou dans l'effort.

Le même auteur est arrivé à démontrer que les moyens d'innervation propres à entretenir une fonction se multiplient en raison de son importance physiologique, et que la fonction respiratrice étant des plus essentielles à la conservation de la vie, des artifices de toutes sortes étaient nécessaires pour en assurer l'intégrité et multiplier la distribution des fibres nerveuses dans les organes chargés de son accomplissement. Le nerf spinal représente un de ces nombreux artifices; il seconde et supplée même dans certaines limites les nerfs rachidiens ordinaires qui agissent dans la respiration. La branche externe du spinal a certainement une influence directe sur les mouvements volontaires de la tête, et la contraction des muscles sterno-mastoïdiens et trapèzes n'est pas sous la dépendance exclusive des rameaux du plexus cervical.

On remarque qu'après la destruction de la branche externe du spinal on observe une irrégularité très-grande dans la démarche de certains animaux, irrégularité provenant de la suppression d'un rapport préétabli entre les mouvements du thorax et ceux du membre antérieur.

Il est donc bien évident maintenant que le nerf spinal par ses deux branches possède une double action, celle de produire la voix et celle de produire le mouvement.

Il est, à mon avis, impossible d'admettre que deux branches réunies par une même origine puissent tout à fait agir indépendamment l'une de l'autre. Quand la branche interne servira à la phonation, ne se produira-t-il rien du côté de la branche externe? L'action motrice imprimée par cette dernière aux différents muscles auxquels elle se rend et par suite au membre antérieur n'apportera-t-elle pas une certaine assistance à la production de la voix, et par suite à l'articulation de la parole?

C'est en vertu de cette double fonction du spinal qu'il sera facile de comprendre comment le geste deviendra pour l'orateur une si grande nécessité, et comment la parole sera toujours sous la dépendance d'une judicieuse gesticulation.

- Les premiers cris des hommes pour exprimer leurs besoins n'ont-ils pas toujours été accompagnés de mouvements de toutes sortes imprimés surtout aux membres supérieurs?

CHAPITRE VI.

LANGUE SYMBOLIQUE ARTICULÉE. — VERBA
NATIVA. — INTERJECTIONS.

Langue symbolique articulée.

L'écriture égyptienne est symbolique : elle figure les objets et représente l'image ou l'idée à exprimer.

La langue pantomimique a été probablement la première expression de la pensée que l'homme a voulu communiquer à son semblable. Le geste a pris ensuite une expression, il s'est empreint du sentiment dont l'âme était intérieurement pénétrée. La langue s'est enfin déliée : *l'homme a parlé.*

Quand l'homme a voulu écrire, c'est-à-dire matérialiser, fixer l'image conçue par son intel-

ligence et réfléchie au dehors par la triple action
du geste, de l'expression, de la voix, il a dû pro-
céder de la même manière.

« Pour mettre à la portée des moindres esprits,
a dit Bacon, les vérités récemment découvertes,
mais trop éloignées des opinions vulgaires, et les
pensées trop abstraites, les discours et les écrits
étaient remplis de fables, d'apologues, de paraboles, d'énigmes, d'emblèmes, d'allégories et de
similitudes de toute espèce. » C'était une méthode simple d'enseignement, car alors les esprits, encore faibles et grossiers, repoussant
toute pensée trop subtile ou trop abstraite, ne
pouvaient encore saisir que les vérités sensi-
bles ; comme l'invention des hiéroglyphes est
plus ancienne que celle des lettres de l'alphabet,
l'invention des paraboles a aussi précédé celle
des arguments, et, même de nos jours, tout
homme qui veut éclairer les esprits en ména-
geant leur faiblesse, est encore obligé de suivre
cette méthode et de recourir aux similitudes.

La raison, même éclairée par l'expérience,

nous dit qu'il faut raisonner peu avec lés individus ou les peuples encore enfants et leur donner beaucoup d'images, parce que, dans les uns
et dans les autres, c'est l'imagination qui domine.

L'art de raisonner n'est souvent que l'art
d'ennuyer. L'analogie est ce fil que la nature a
mis dans les mains de l'homme pour l'aider à
marcher du connu à l'inconnu et lui épargner
une partie des frais de l'expérience.

Verba nativa. — Interjections.

Les premières causes qui excitent la voix humaine, ce sont les sentiments ou sensations
intérieures et non les objets au dehors, qui ne
sont, pour ainsi dire, encore aperçus ni connus.
Entre toutes les parties du discours, les interjections ont paru avant toutes les autres, parce
qu'elles expriment la sensation au dedans et
qu'elles sont le cri de la nature et la langue primitive de tous les peuples.

Tout homme les tient de soi-même et de son propre sentiment. Ce ne sont pas des mots abstraits ou des conventions; elles sont instinctives, nécessaires, machinales; elles sont significatives, imagées du besoin du sentiment qu'elles expriment, des affections qu'elles traduisent. L'intonation des divers sentiments de l'âme frappe toujours sur les mêmes cordes vocales; il existe donc des relations vraiment physiques et de conformité entre certains sentiments de l'âme et certaines parties de l'instrument vocal; c'est tout naturellement et sans y songer que l'homme peint par des mots la douleur ou la joie, l'aversion ou le désir. Ce sont des accents, des voix simples, tels qu'en profèrent beaucoup d'autres animaux.

Porté naturellement à l'imitation, l'homme dans la création des mots leur donne une ressemblance avec l'objet, vu, touché, flairé.

Les Grecs aimaient que les mots eussent un rapport quelconque avec la chose signifiée; ils voulaient qu'ils l'imitassent et la représentassent. Alors ils répondaient pleinement à l'idée.

L'accent est essentiellement subjectif ; il peint la manière dont on est affecté ou dont on voudrait affecter les autres.

Il tient à l'organisation, à la conformation physique. Il appartient à la langue primitive, et se trouve dans toutes les langues. Il est général, expressif, intelligible encore plus que celui des mots.

Si les mots des langues étrangères ne sont pas compris par ceux qui ne les ont pas apprises, il n'en est pas de même des accents, de l'action de ceux qui parlent ces mêmes langues.

L'accent est aux mots, ce que l'action proprement dite, le geste expressif est au geste régulateur.

Chaque climat a son accent.

La langue chinoise, composée d'un petit nombre de syllabes, varie leur signification selon l'action dont on les accompagne.

La modulation devient inutile et s'abolit à mesure que les expressions se multiplient dans un langage.

Une fois formées, les sociétés eurent de nouveaux besoins, de nouvelles idées. Les simples articulations des sons ne furent plus des expressions assez variées, ni assez étendues. On fut donc obligé de modifier le chant naturel et de le diviser pour en former des mots, des signes.

La même transformation dut s'opérer dans la gesticulation. L'expression, l'imitation a été son caractère primitif. Il y a donc eu un langage d'action primitif, comme il y a eu une langue primitive, nés l'un et l'autre du besoin instinctif de manifester les sensations, les affections. Cette langue d'action a eu les mêmes caractères de nécessité, de fatalité; elle a été machinale, significative, imagée, d'abord subjective comme elle est ensuite devenue objective, en ce sens qu'elle a tendu à représenter les effets produits par les agents extérieurs. Enfin quand les mots

5

de convention ont été créés, lorsque les langues ont été l'expression d'une civilisation avancée, le geste expressif devenu souvent utile a dû céder la place entière au son conventionnel, et comme celui-ci a eu des conditions physiologiques et mentales de manifestations, soit pour être modifié ou régularisé, le geste phonétique a prédominé, tant que le sentiment n'a pas été de la partie, que les passions se sont tues.

Le mot conventionnel indiquant ce qu'on voulait exprimer, l'inflexion primitive fut moins observée, le geste expressif fut moins employé.

Quoique réduit dans des limites plus étroites, le germe des langues primitives n'en existe pas moins dans les langues formées; l'art le féconde, le ravine parce qu'il est l'interprète et l'organe des affections, des passions, des mouvements de l'âme, des intérêts touchants. L'aridité des mots conventionnels, leur complète insignifiance, peuvent bien satisfaire les besoins intellectuels, reproduire les idées abstraites, les faire comprendre; mais s'il est utile de les faire

partager, adopter, de les insinuer dans les
masses, s'il faut les imager, les rendre visibles,
tangibles, les assaisonner, les disposer artiste-
ment, il est indispensable de les associer à l'art
dans ce qu'il a de plus pur pour les faire aimer,
car c'est alors seulement qu'on éprouve le besoin
insatiable de se les approprier, s'il faut en un
mot exciter une passion quelconque, l'inflexion,
l'accent avec son harmonieux cortége de séductions, arrivent et portent les derniers coups à
la conviction : alors tout est en jeu et l'art de la
parole tire de ce tout le beau, le sublime dans
le langage. C'est le *tutti* de l'orchestration parlée.
Aussi au lieu de ces mouvements secs et réguliers qui constituent le geste phonétique ordinaire, on voit dans ce moment concourir sa
fonction modulatrice expressive ; d'abord le
mot, puis l'accent ; d'abord le geste physiologique, puis le geste d'expression. Insensiblement la voix simple s'émeut, s'élève, s'agrandit
et tonne : passer par ces divers états, c'est em-
prunter instinctivement à l'art toutes ses res-

sources, toutes ses coquetteries, ses artifices, sa plasticité, ses formes séduisantes.

En résumé les révolutions subies par les langues ont été absolument les mêmes que pour la langue d'action. L'interjection, l'accent, l'inflexion, l'intonation, les mots abstraits ont pour correspondants le geste expressionnel, modulateur et régulateur.

Les évolutions des idées passionnées entraînent des évolutions semblables dans les mots, dans la manière de les précipiter, de les prononcer. L'orateur le plus habile sera celui qui, toutes les autres conditions égales d'ailleurs, aura mis à sa disposition un plus grand nombre de langues à la fois, fonctionnant harmoniquement ensemble pour concourir au même but : ainsi il a recours à la langue qui parle au cerveau, à l'intelligence, la langue abstraite ; il a recours à la langue du cœur et de l'oreille, l'accent, l'intonation ; à la langue de l'œil, la langue d'action, le geste, la pose ; enfin, étant l'orage de la pensée, il fait feu de tout bois et

il brûle ses propres vaisseaux. Il entre par toutes les portes, pénètre par toutes les issues,
s'insinue à la fois dans toutes les fentes. L'auditeur est véritablement pénétré, injecté, trans-
formé, identifié avec l'orateur. Alors, et seulement alors, il a fait son œuvre et rempli sa
mission.

Que la science approfondisse maintenant
cette scène, que l'orateur la creuse, qu'aux connaissances déjà acquises, il cherche à en ajouter d'autres. Il trouvera ample moisson à faire,
des observations nombreuses à recueillir; et la
philosophie de l'art se fortifiant des données
nouvellement acquises, pourra désormais se
rendre compte de l'immensité de ses ressources
dans toutes leurs variétés. Il portera l'analyse
dans le langage des gestes, en saisira les combinaisons diverses, les véritables fonctions et
l'efficacité de leur concours; il les *notera*:
impassible d'arriver à cette fin positive, en-
courageante sans la connaissance de la double
fonction du geste phonétique : sans cette no-

tion, il n'y a que trouble, confusion ; l'esprit
s'épuise vainement à démêler cet apparent
chaos; il pressent, trouve un rapport entre la
voix et le geste, et porte un jugement en di-
sant qu'il est vrai, faux, sans savoir en quoi
consiste ce rapport senti, ni pourquoi ce geste
est faux ou vrai. Supposez maintenant qu'un
enseignement théorique et expérimental s'éta-
blisse ; que sera cet enseignement? Il sera ce
qu'est probablement aujourd'hui la science de
la déclamation, — un art incomplétement servi
par la science, — ce que serait l'art du dessin
sans les lois bien connues de la perspective, ce
que serait l'académicien s'il ignorait la disposition du squelette humain et les plans muscu-
leux qui en adoucissent les saillies, ce que serait l'art musical s'il n'était éclairé des données
scientifiques qui assurent sa marche.

Reconnaissons donc d'une manière générale
que l'art précède la science, qu'il est essentiellement inspiré, révélé même; et que les points
de contact qu'il est infailliblement appelé à

avoir avec la science ne peuvent que contribuer
à l'éclairer, à le compléter, à éviter ses erreurs,
ses excès, ses lacunes, ses imperfections.

Mais reconnaissons d'un autre côté la position tout exceptionnelle dans laquelle se trouve
l'orateur, et prenons garde de mêler imprudem-
ment la science et l'art ; car lui enlever son caractère d'inspiration et de révélation instinctive
pure est un mal à éviter. Il s'agit de connaître
quel moment sera le plus opportun à l'établisse-
ment de ces points de contact.

Le peintre peut sans danger s'élever aux conseils de la science : il a l'avantage de changer
la teinte, de revenir mille fois sur ses coups de
pinceau ou de crayon, avant d'arrêter définitivement son trait et sa nuance, il passe volon-
tairement, successivement par des essais qui
tournent toujours au profit du tableau. Les mêmes avantages sont réservés au compositeur, à
l'écrivain :

> Cent fois sur le métier remettez votre ouvrage,
> Polissez-le sans cesse et le repolissez.

Combien est grande la différence qui existe
entre l'orateur et les artistes que nous venons
de citer !

CHAPITRE VII.

DU GESTE.

Dans les êtres organiques l'intelligence à l'é-
tat d'instinct ne se manifeste pas seulement par
la voix, mais encore par le geste ou le mouvement expressif, infiniment lié à l'action spon-
tanée.

Le geste ne supplée qu'indirectement la parole parce qu'il a toujours un rapport immédiat
avec l'étendue et ne saurait dès lors manifester
immédiatement et par lui-même la pensée in-
étendue essentiellement.

Dans les arbres c'est le port, c'est la forme

des branches, chez les animaux c'est le geste qui est essentiellement expressif : le hennissement du cheval, le regard affectueux du chien, les mouvements du singe.

L'immobilité d'une grande tragédienne est tout aussi significative que l'action la plus véhémente; l'une et l'autre traduisent un état particulier de l'âme, le calme le mieux senti et la passion la plus expansive.

L'immobilité du règne organique, celle des végétaux, peuvent être regardées comme un signe, un véritable geste.

Qui ne devine dans l'attitude des statues égyptiennes l'idée créatrice, physique des sculpteurs de l'époque ?

L'art oratoire comprend le discours et l'action, le discours qui parle à l'esprit, l'action qui parle aux sens. Il tient donc quelque chose de l'architecture par la disposition et la structure de l'édifice entier du discours, de la sculpture et de la peinture par la pose, le geste de l'orateur, l'expression de ses traits ; de la danse par l'har-

monie des mouvements ; de la musique par
l'accent de la voix et le rhythme de la déclamation.

L'éloquence religieuse, dans l'antiquité, se
confondait avec la poésie. Les hymnes chantées
dans les cérémonies du culte étaient les moyens
à l'aide desquels se perpétuait la tradition des
préceptes moraux et des croyances théologiques.
Plus tard les philosophes dogmatisèrent ou de
vive voix dans leurs écoles ou par écrit dans des
ouvrages accessibles seulement aux classes let-
trées. Les prêtres n'étaient point les ministres
de la parole.

Avant le christianisme l'éloquence religieuse
n'existait pas. Elle naquit sur les bords du lac
Génésauth et dans les montagnes de la Judée
avec la prédication de Jésus-Christ qui en est
le type par excellence. C'est à l'influence de cet
enseignement oral qu'est principalement dû le
développement intellectuel et moral des peuples
chrétiens et leur civilisation supérieure. Les
mystères de la religion catholique n'ont rien

produit, c'est au Verbe courant le monde qu'il faut faire remonter la transformation de celui-ci.

Au discours il faut ajouter pour lui donner la vie, la voix et le geste et cette animation qui résulte des rapports sympathiques qui s'établissent entre l'orateur et l'assemblée.

L'action est la première qualité de l'orateur. Elle ne suffit pas à elle seule pour le constituer; l'orateur toujours en action fatiguerait son auditoire. La diction simple, l'immobilité, le calme forment le fond du tableau.

Démosthène interpellé pour savoir quelle était la première qualité de l'orateur répondit l'*action;* et la seconde? l'*action;* et la troisième? l'*action.* En effet l'action est l'élément sensible, ce qui frappe les yeux et les oreilles, le lien qui rattache l'orateur à son auditoire.

Le discours manque de vie, si la voix et le geste ne l'animent, et cela à tel point qu'ils agissent encore quoique la langue soit ignorée. L'action appartient à tous les peuples, à toutes les

langues, c'est la forme, la manifestation instinctive des passions, des sentiments.

Voilà pourquoi un discours médiocre peut
produire quelquefois une vive impression, voilà
pourquoi aussi les discours les plus remarqua-
bles ne donnent à la lecture qu'une mince idée
de l'effet qu'ils ont produit. Il y a des *voix* dont
le timbre seul exerce une sorte de fascination
qui a son principe dans les rapports intimes du
son et du sentiment; ces voix forment une des
bases principales de la musique.

A ces qualités du timbre humain il faut l'inspiration, une puissance de conception, une
faculté de sentir, un foyer de lumière et de
chaleur.

La pensée toute seule n'est que diserte ; avec
la passion elle devient éloquente. L'action naît
de cette dernière et en devient la forme exté-
rieure, sensible en se soumettant à certaines
convenances indispensables.

A l'orateur religieux convient une majesté
calme, une grande sobriété dans le geste. L'ac-

tion se limitera dans l'expression des traits, du regard et dans les inflexions de la voix.

L'orateur politique animé de toutes les passions cherchera à communiquer sa conviction personnelle et proportionnera l'action à son sujet, à son auditoire : Caton ne haranguera point dans le sénat, comme Gracchus sur la place publique.

Il faut séparer le véritable orateur du déclamateur; de nos jours à peine quelques hommes peuvent être comptés parmi les premiers. L'art sommeille au lieu de périr, comme on l'a dit. La paix, sentant les intérêts matériels, a appelé l'homme sur un tout autre terrain, celui de la personnalité, de l'égoïsme; mais derrière s'accomplissent de grandes choses et si l'art se tait, si la parole est silencieuse, l'espèce humaine y gagne sous une foule d'autres rapports. Vienne le jour du danger, vienne celui d'un drame qui remue la société dans la profondeur de ses entrailles, l'art s'éveillera parce qu'il est dans la nature de l'homme à l'état virtuel, et qu'il at-

tend pour se développer et se traduire les circonstances émouvantes au milieu desquelles il
doit se retremper. Après le calme vient la
tempête.

Dans les mouvements exécutés pour former
le geste, ceux de la main droite dominent tous
les autres d'une manière générale, alors surtout
qu'ils sont étendus et multipliés. La raison en
est toute simple. Elle est plus exercée, plus habile, et partant infiniment plus gracieuse, lorsqu'elle se meut toute seule. La gauche est
condamnée au rôle de satellite, à celui d'une
compagne ne pouvant en quelque sorte rien
par elle-même. Les mouvements qu'elle exécute
sont parallèles, semblables à ceux de l'autre
main. Isolés, ils seraient presque sans effet; associés, ils ne tendent rien moins qu'à compléter
l'orateur, à concourir à la perfection du talent
qui le distingue dans l'expression, dans la régularisation et la modulation.

Chateaubriand raconte ainsi une nuit passée
chez les sauvages d'Amérique : *la conversation*

devint bientôt générale, c'est-à-dire par quelques mots entrecoupés de ma part, et par beaucoup de gestes : langage expressif que ces nations entendent à merveille et que j'avais appris parmi elles.

L'homme est doué de la faculté de moduler les accents de sa voix d'une manière extrêmement variée en y joignant des articulations qui ne sont propres qu'à ses organes : quelques oiseaux imitent certaines de ces articulations d'une manière aussi bornée qu'automatique.

La variété presque infinie des inflexions de ce docile instrument peuvent nous fournir à faire connaître à nos semblables, nos besoins, nos désirs, nos passions, en un mot les sentiments de toute espèce dont nous sommes affectés.

Comment l'homme parvient-il à attacher ses pensées à ces signes? Comment fait-il servir à cette vue, non-seulement les inflexions variées de sa voix, mais les attitudes également variées de son corps, les mouvements des muscles de son visage et de tous ses membres?

Il faut reconnaître que nous tenons de la na-

ture même, de notre constitution intellectuelle,
une disposition particulière à faire un usage
intuitif, rapidement réfléchi, de notre faculté
d'imiter, par la voix, les sons et les bruits, et les
actions par des gestes. Que cette même faculté
chez les animaux est excessivement limitée à des
déterminations purement instinctives.

Le sauvage le plus grossier imite par ses
gestes et sa voix le mouvement et le cri des animaux, de ses semblables dans telle ou telle circonstance donnée, avec une intention parfaitement déterminée. Il veut que ses gestes soient
des tableaux, que ses cris soient des signes. En
cela il ne fait qu'obéir à l'impression de son
instinct et de son organisation. C'est un fait
primitif dérivant immédiatement de sa nature
et de sa constitution intellectuelle.

Chez les hordes sauvages les moins avancées
dans la civilisation, le langage des gestes et
celui des sons articulés contribuent presque également à la communication de la pensée et des
sentiments.

La douleur, le plaisir, la surprise, la crainte arrachent à tous les hommes des cris inarticulés qui ne sont assurément pas les mêmes dans chacune de ces circonstances diverses, et qui ne peuvent manquer de devenir les signes de ces affections. Aussi trouvons-nous dans tous les idiomes des mots de l'espèce de ceux qu'on appelle des interjections. De plus la facilité qu'offrent les signes vocaux pour appeler l'attention, et le peu de peine que donne leur usage (comparé à celui des mouvements et des gestes), tant à celui qui parle qu'à celui qui écoute, eût dû nécessairement rendre partout l'emploi de ces deux sortes de signes, non-seulement à peu près égal, mais aussi presque toujours simultané.

Dans un mémoire que j'ai publié dans *la Gazette des Hôpitaux* en 1860, j'ai cité sur la gesticulation phonétique différentes remarques dans lesquelles M. Serre d'Alais, après avoir indiqué que la gesticulation expressive avait été étudiée à l'exclusion de toutes les autres, trace l'histoire

6

rapide de la langue d'action dite langue naturelle. L'auteur démontre que cette dernière a
perdu de son importance à mesure que l'homme
a fait des progrès dans la parole. En perdant
de son étendue et de son ampleur le geste a
tourné au profit de l'émission des sons.

Bien que déjà publiées, je vais rappeler ici les
judicieuses réflexions qui m'ont été fournies sur
la gesticulation phonétique [1].

Plus on observe l'homme accomplissant l'acte
important de la parole, plus on trouve qu'un
instinct admirable lui fait exécuter avec une
précision extrême les gestes dans leurs diverses
combinaisons; car ils sont complémentaires
les uns des autres, et conservent entre eux les
rapports qui doivent exister dans tous les détails
d'un système.

La difficulté d'observer les diverses qualités
des gestes provient de leurs combinaisons inces-
santes et de la rapidité avec laquelle elles ont

---

1. *Traitement du bégayement*, par le docteur Violette, 1860.

lieu. Dans le tumulte de la gesticulation, l'attention des artistes dramatiques, des moralistes et
des physiologistes s'est plus particulièrement
portée sur l'étude de ses rapports avec l'expression de la pensée, parce qu'ils sont plus en évidence. En effet, l'enfant et le sauvage ignorant
encore les signes phonétiques du langage, se
servent du geste expressif pour transmettre
leurs impressions, leurs désirs et leurs pensées.
On s'y livre, en général, d'autant plus fréquemment, qu'on éprouve plus de peine à parler.

Dans l'éducation, on attache peu d'importance à une bonne phonation ; on apprend
plutôt à mal réciter qu'à bien s'exprimer, à
bien parler.

Dans le monde, on doit trouver par contre-
coup et nécessairement une grande majorité
s'exprimant et s'énonçant mal, parce que l'on
abuse de la gesticulation expressive, essentiellement contagieuse.

Dans le monde artistique, malgré ses retours
vers le naturel, on a étudié seulement la pro-

priété expressive du geste, poussée à l'excès, ridiculisée et parodiée dans la déclamation, à l'exclusion des autres, que l'on ignorait et que l'on ne sentait que vaguement, bien que parfois on les appliquât avec un instinct heureux.

C'est à la puissance de cette même propriété qu'il faut rapporter les effets de la pantomime, espèce de langue universelle en action, comprise de tous les peuples et de tous les âges, lorsqu'elle devient l'expression des sensations et des passions.

Tout a donc concouru à mettre en évidence le geste expressif avec ses diverses nuances sans qu'on ait pu se rendre compte du vague jeté dans l'esprit par ces observations incomplètes : « Le geste donne une juste inflexion aux mots, et par suite un ornement de plus; il faut entre le geste et la parole un accord parfait. »

Les citations suivantes certifieront que les recherches de l'art et de la science n'avaient pas été poussées plus en avant :

« Les gestes expriment nos sentiments instinctivement, et même à notre insu. » (Maine de Biran.)

« Une langue, quelque riche qu'elle soit, reste souvent au-dessous de l'objet qu'elle veut exprimer ; un coup d'œil, un geste dit plus vite et mieux que tous les discours, pas une pensée qui n'ait son geste. » (Préville.)

« Les gestes sont un langage. » (Talma.)

« Sans l'action, disait Démosthène, l'homme est un corps sans âme. »

Le geste *instructif* est celui dont on se sert pour parodier un personnage quelconque.

Le geste *indicatif* marche avec toutes les parties du discours et supplée souvent à la parole ; il doit être d'accord avec la pensée.

Le geste *affectif* doit être le tableau le l'âme et servir à exprimer nos sentiments....

« Les gestes sont les signes de nos idées ; ils composent le langage d'action supplémentaire de la parole. » (Richerand.)

Partout on répète que la gesticulation est purement symbolique, ou à peu près, qu'elle forme

une langue puissante, agissant d'autant plus sur
la multitude que l'action exercée par elle se renou-
velle avec une incroyable rapidité; que les pan-
tomimes ont les mains très-disertes, que le geste
perfectionné suffit même pour exprimer les idées
les plus fines, les sentiments les plus délicats.

Cette langue universelle, à la portée de l'enfant et du sauvage, est proportionnée à leur
intelligence; elle leur convient parfaitement,
comme à la multitude qui s'en sert pour l'expression des idées simples qu'elle a à exprimer.
Elle convient également dans certains moments
aux hommes éloquents; mais alors elle prend
d'autres caractères; il faut leur attribuer une
fin et un but bien différent : car si la voix, la
parole, cette précieuse faculté qui concourt à
constituer l'humanité, à la perfectionner, ces-
sait de fonctionner, le geste cesserait aussi; il
ne lui est pas donné d'avoir une richesse d'expression suffisante pour faire connaître à nos
semblables ces combinaisons intellectuelles et
autres phénomènes insaisissables, transmissi-

bles par une autre voie que par le symbolisme
gesticulateur.

L'enfant, dans l'hypothèse raisonnée de Condillac, pressé par des besoins, agita toutes les
parties de son corps instinctivement à la vue
d'un arbre chargé de fruits : ses cris renouvelés
firent passer dans l'âme de son ami un sentiment pénible qui l'invita à lui porter secours.
Insensiblement l'un et l'autre articulèrent de
nouveaux sons accompagnés de gestes, et s'ac-
coutumèrent à établir des rapports entre certains besoins et certaines articulations. Il fallut
plusieurs générations pour en augmenter le
dictionnaire, parce que le langage d'action si
naturel et si facile était une espèce d'obstacle à
surmonter.

Arriva le temps où le langage des sons articulés fut tout aussi commode et où la conversation était soutenue par un discours entremêlé
de mots et d'actions. C'est ainsi que David priait
et dansait alternativement devant l'arche. La
danse exprime les situations heureuses de l'âme

pendant lesquelles les jambes s'agitent tout
aussi facilement que si le poids entier du corps
avait diminué de moitié. Alors à la place des
mouvements violents du corps, l'homme utilisa
sa voix sans aucune règle ; elle se ressentit
même de l'influence du langage d'action, et en
particulier du geste, des pas essentiellement
chantants et irréguliers ; elle s'éleva, s'abaissa,
éprouva des intermittences : la parole était un
chant grossier, une prononciation pleine d'accent.

A Rome et à Athènes, par une nécessité tran-
sitoire, la langue phonétique abstraite devait
porter les empreintes du langage d'action qu'il
fallait imiter ; la déclamation fut chantée ; les
mots étaient composés de syllabes fort inégales :
chacune d'elles avait son temps marqué et indiqué par une mesure rigoureuse dont l'artiste
déclamateur ne pouvait se passer pour faire entendre distinctement ses paroles. Par la même
nécessité on fit beaucoup varier les gestes ; ils
furent asservis et réduits en art, au point que

Livius Andronicus, faisant les gestes lorsqu'un esclave récitait les vers, excita le même enthousiasme et la même illusion que s'il se fût chargé lui seul de ce double travail.

On perfectionna le geste expressif, et pendant de longues années la pantomime égaya et amusa les peuples de l'antiquité.

Condillac, dans cette esquisse rapide, démontre que les langues anciennes sont essentiellement prosodiques, qu'elles tiennent l'état intermédiaire entre le chant et la prononciation monotone, que le geste expressif a diminué avec les progrès qu'elles ont faits. Et cependant l'on n'y a pas renoncé, puisqu'on en fit un art tout à fait à part, connu sous le nom de pantomime ; car cette gesticulation doit marcher avec la déclamation prosodique et être sa compagne inséparable.

Le geste phonétique, celui dont nous nous servons si fréquemment pour régler et fortifier la voix, devait alors être peu usité et toujours confondu, perdu dans le geste expressif qui le

dominait : son rôle est d'autant moins important qu'il y a plus de prosodie et plus d'inéga-
lité dans les syllabes, quant à leur accent et à
leur quantité.

Les langues modernes ont perdu le caractère
prosodique ; elles ont cessé d'être chantées et
sont devenues monotones. Elles sont caractérisées par l'égalité des espaces phonétiques, par
l'*équi-syllabisme ;* elles sont donc parlées dans
la rigueur du terme, sauf quelques exceptions
de localités où l'on trouve un peu d'accent. Les
peuples, en perdant la prosodie, ont aussi perdu
la gesticulation expressive dans ses excès : ils
l'ont utilisée comme agent phonateur.

Avant Lekain, la déclamation était une sorte
de psalmodie et de mélopée, imitée et renou-
velée des Grecs. Ce célèbre artiste secoua les
règles de convention, et s'affranchit du chant
monotone qui entravait son ardent génie. Sur
le théâtre, il mit en scène les accents de la nature. Depuis, cet art est devenu plus simple ;
les gestes ont été moins variés, moins caracté-

risés, souvent plus rapides, et surtout plus phonétiques et moins étendus.

La réduction de la gesticulation expressive et sa conversion en gesticulation phonétique sont un indice de progrès. Le temps viendra où toute prosodie disparaîtra, et où le geste lui-même sera fréquemment appelé à compléter le travail physiologique de la phonation dans le commerce ordinaire de la vie.

CHAPITRE VIII.

PROSODIE.

Nous avons vu que les langues modernes avaient perdu de leur caractère prosodique, et qu'on avait dès lors enfreint les règles de la quantité, de la cadence et du nombre, méprisant en cela les avis de Quintilien, qui attri-

buait à une mauvaise éducation de prononcer
d'une manière vicieuse un vers grec ou latin.

Mais si nous sommes maintenant aussi loin
de sentir la nécessité de pareilles études, il serait cependant utile de voir si notre langue, à
l'aide de laquelle on a créé tant de chefs-d'œuvre, a mérité l'abandon complet de toutes les
règles de la prosodie.

On ne parlera pas de même la langue énergique de Corneille et la langue si tendre et si
passionnée de Racine ; la majesté de Bossuet ne
donnera pas les mêmes sensations que l'onction
de Fénelon, la sévérité de Bridaine et l'arro-
gance de Mirabeau. Les plaintes de Millevoye
impressionneront l'âme autrement que la rail-
lerie et la causticité de Despréaux.

Ce seront autant d'accentuations différentes,
d'expressions diverses dont la prosodie seule
saura déterminer les règles et la valeur.

Napoléon Landais a dit que la langue française ne possédait, absolument parlant, d'une
manière bien distincte, ni longues ni brèves ;

mais c'est une erreur de penser que la prosodie est nulle dans notre langue; elle y est, au contraire, très-marquée.

La prosodie est la mélodie de la parole : c'est l'art d'adapter la modulation propre de la langue que l'on porte aux différents sens que l'on veut exprimer.

L'intonation de certaines syllabes peut changer sans intervertir l'égalité syllabique : au point de vue de la quantité, il y a certainement des longues et des brèves; c'est ainsi que dans les mots *procès*, *même*, l'intonation de l'*è* sera différente de celle des mots *prolongé*, *amitié*, etc.

Le principe de l'équi-syllabisme se fait sentir quelle que soit la quantité : c'est lui, en un mot, qui tend à détruire l'*accent national* caractérisé par des élévations, des abaissements de tons et des prolongations de syllabes, s'effectuant toujours et à peu près dans les mêmes conditions.

L'accent *oratoire* en est très-distinct, en ce

qu'il est inspiré par la nature et sous la dépendance unique de l'espèce et du degré des passions qui animent celui qui parle. L'accent *prosodique* tient plus de l'arbitraire, puisqu'il est
toujours soumis à des règles. L'accent *pathétique* désigne d'une manière plus précise une inflexion bien sentie et non automatique.

CHAPITRE IX.

TENUE, GESTES, PHYSIONOMIE.

Les différentes études que nous venons de
faire sur l'art de la parole au point de vue de
la formation du langage, de l'intervention des
gestes phonétiques dans le débit oratoire, de
l'accent qui préside au langage, nous condui-
sent naturellement à examiner la tenue, les gestes et la physionomie de l'homme appelé à s'ex-

primer, quelles que soient les circonstances qui l'environnent.

M. Roosmalen[1] nous fournit sur ce sujet des préceptes qu'il a su rendre applicables à tous les genres d'élocutions, depuis celui qui fait le grand orateur jusqu'à la simple parole que l'on emploie dans le commerce ordinaire de la vie.

Le plus simple examen, a-t-il dit, des lois de la nature prouvera que l'homme n'a eu long-temps, pour exprimer ses sensations, ses besoins, ses plaisirs ou ses peines, que la physionomie, la voix et le geste.

On voudrait en vain méconnaître la puissance de ces trois principes ; comme elle est dans la nature même de l'homme, comme elle est le principe qui domine sa vie entière, elle exercera toujours son utile influence ; toujours l'homme du peuple ainsi que l'homme du monde,

1. *L'Orateur* ou *Cours de débit et d'action oratoire*, Roosmalen, 1842.

le poëte ainsi que l'artiste, le savant ainsi que l'orateur, quoi qu'on fasse, y viendront puiser les premiers éléments de leurs succès.

La société telle que l'égoïsme, la violence, la force et l'adresse l'ont faite, peut s'affranchir d'un semblable empire; mais en dépit de tous les obstacles, de tous les démentis, les Démosthène, les Bossuet, les Fénelon surgiront pour montrer ce que l'humanité pourrait produire si l'homme était élevé suivant les premières indications de la nature.

Cicéron déclarait que les traits du visage, le geste et la voix devaient pouvoir exprimer tous les sentiments de l'âme, et qu'on n'était point orateur sans cette faculté.

Noblement animé par la voix, la physionomie et le geste, l'homme est dans l'univers la plus belle création possible.

Il s'est trouvé dans tous les temps des hommes, a dit Buffon, qui ont su commander aux autres par la puissance de la parole. Ce n'est néanmoins que dans les siècles éclairés que l'on a bien écrit et bien parlé. La véritable éloquence suppose l'exercice de la culture de l'esprit. Que faut-il pour émouvoir la multitude et l'entraîner ? Que faut-il pour ébranler la plupart même des autres hommes et les persuader ? Un ton véhément et pathétique, des gestes expressifs, des paroles rapides et sonnantes.

Rien ne prouve mieux l'empire que l'homme doit exercer sur la terre que les proportions de son corps. Les merveilleuses combinaisons qui font agir toute sa personne révèlent un instinct de puissance et de grandeur exceptionnelle. Les parties mouvantes viennent concourir à la fois, par leur mobilité et l'intelligence qui s'établit subitement en elles, à faire connaître les moindres désirs de celui qui en est animé. Chacune de ces parties possède à son tour des moyens d'expressions qui ont séparément leur langage ; et, quoique la nature se soit réservée de constater ici ses plus importants caractères dans la tenue, le geste et la physionomie, l'homme a le don de pouvoir retracer par ce qui constitue *l'action*,

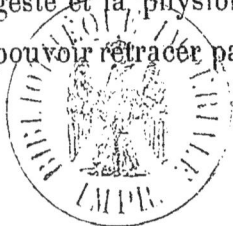

non-seulement ses propres sensations, mais encore celles de ses semblables.

Les sons que la voix produit, recevant une impression très réelle de la vibration des cordes nerveuses, vibration que l'on peut reconnaître dans les moments où l'on cherche à donner le plus de retentissement à la parole, et qui s'o-père à partir des pieds, dans toute la longueur du corps; ces sons demandent que ces cordes soient tendues pour avoir leur force et leur puis-sance. C'est dans la tenue que l'orateur ac-querra cette tension nerveuse.

La pensée doit toujours commander à l'ac-tion. Dans les rapports habituels, l'homme doit toujours mettre en accord son geste, sa dé-marche, sa voix et sa physionomie. Dans le dé-bit oratoire, l'impulsion devra suivre la vivacité ou la lenteur de la pensée.

C'est la main qui donne aux gestes leur vé-ritable signification; elle menace ou supplie, elle accepte ou refuse, elle absout ou con-damne.

L'étude de la physionomie est une des plus
intéressantes qu'on puisse faire. « Lorsque
l'âme est tranquille, dit Buffon, toutes les parties du visage sont dans un état de repos;
leur proportion, leur union, leur ensemble,
marquent encore assez la douce harmonie
des pensées et répondent au calme de l'intérieur. »

Lorsque tout récemment encore il nous était
donné d'admirer le beau talent de notre tragédienne Rachel, nous pouvions observer toutes
les formes qui caractérisaient la grandeur de
son art.

Quelle vérité dans la pose et quelle précision
dans le geste ! «Sa tenue, disait M. Serre d'Alais,
n'a rien de théâtral : c'est la nature dans toute
sa simplicité et toute sa grandeur. Qu'on la
suive sur la scène et l'on admire son immobilité parce qu'elle est dépourvue d'afféterie, parce
qu'elle est vraie. »

Souvent elle avait une prédilection marquée
pour une certaine manière de poser les bras

l'un sur l'autre, tenant quelquefois les deux
coudes dans les mains, quelquefois appuyant
le menton sur le poignet.

Cette économie sage de moyens violents pré-
parait admirablement les puissants effets de
l'action quand la situation devenait passionnée.
Par une gradation parfaitement sentie, le mouvement tragique arrive toujours à propos; il
frappe juste et agit avec prestige sur l'imagination du spectateur.

Dans les scènes passionnées, elle est sobre,
persuadée que le secret de l'émotion est presque
tout entier dans l'action de la voix et dans le
rayonnement du regard. Sa parole a, en général, quelque chose de magistral qui étonne, et
elle ne la soutient par le geste qu'à des moments prévus et déterminés. Si dans les scènes
passionnées elle est sobre de gestes d'expression, d'imitation, cette sobriété ne peut s'entendre qu'à ce point de vue seulement, car elle
est alors souvent prodigue de gestes vocalisateurs. Si on ne la perd de vue dans ces beaux

moments, on se convaincra que le prestige de
cette voix si remarquable doit aussi beaucoup
de sa perfection au geste appelé par la nature
à faire partie de l'ensemble des causes qui doivent la rendre parfaite.

Au calme de l'âme il faut l'immobilité du
corps. Dans les scènes animées, vives, passionnées, où la voix a besoin d'être réglée et
modulée, apparaît le geste rapide, syllabique,
associé au geste d'expression, de manière à do-
miner ce dernier.

Nous terminons ici nos études qui ont trait à
l'histoire de la parole en général, heureux si
nous avons pu convaincre nos lecteurs de toute
l'importance de notre sujet. La faculté complexe
du langage doit être susceptible d'éducation et
de perfectionnement, ainsi que tous les actes
qui résultent de l'action des organes de la vie de
relation. C'est ce que nous avons essayé de démontrer.

Il nous reste à examiner la parole au point
de vue pathologique, et d'indiquer en quelque

sorte les différents moyens qu'on peut opposer à tous les vices de cette précieuse faculté.

CHAPITRE X.

DES VICES DE LA PAROLE EN GÉNÉRAL.

Si la parole, entourée de toutes les qualités qui lui conviennent, est la plus forte des séductions, il sera facile de comprendre combien seront fâcheux les inconvénients de ses imperfections. Il n'y aura ni magistrature, ni barreau, ni chaire, ni professorat, aucune des professions libérales, pour l'homme atteint d'une infirmité de la parole; dans le commerce même de la vie sociale, il éprouvera de telles difficultés qu'il verra se fermer pour lui toutes les relations.

Quand on envisage la triste position de ceux qu'une telle infirmité semble en quelque sorte priver de toutes les jouissances de la société, on se demande pourquoi déjà depuis tant d'années le monde médical s'est complétement abstenu de toutes recherches tendant à améliorer la situation des personnes affectées d'un vice quelconque de la parole. Serait-ce que tous les moyens déjà bien multipliés, il est vrai, qu'on aurait tentés dans ce but, n'auraient produit que de très-faibles résultats ? Cependant les observations que j'ai pu recueillir depuis déjà un certain nombre d'années sur les vices de la parole en général, ont été loin de me porter au découragement. Si parmi toutes les méthodes qui ont pu être indiquées il en existe beaucoup de défectueuses et peu de satisfaisantes, c'est qu'elles n'étaient pas toujours en rapport avec l'infirmité.

Sans chercher à faire ici de classification des vices de la parole, nous allons simplement les énumérer et indiquer pour chacun d'eux le moyen le plus commode et le plus simple d'y remédier.

Les défauts qui peuvent défigurer la parole et la gêner sont les suivants : le nasillement, le grasseyement, la blésité, le balbutiement, le bredouillement et le bégayement.

Nasillement. — Ce défaut se fait surtout sentir dans la prononciation des nasales : la quantité d'air qui, au moment de la formation du son, devrait sortir librement par les narines, retentit dans l'intérieur, comme dans un cul-de-sac, par l'effet de l'obstruction de l'orifice extérieur.

Dans l'articulation des lettres sur lesquelles ce défaut aura surtout lieu, il faudra porter la plus grande attention à laisser les lèvres et la mâchoire dans l'inaction la plus absolue ; la pointe de la langue devra être portée vers le voile du palais, de manière à chasser l'air dans les fosses nasales, et à la faire glisser jusqu'à ce qu'elle parvienne à la face postérieure des dents incisives supérieures pour s'en détacher vivement.

Grasseyement. — Il consiste dans la substitution du frôlement de la luette contre la base de la langue à celui de l'extrémité de la langue pour prononcer la consonne *r*.

Ce défaut est sans contredit le plus commun de tous ; mais aussi il est assez facile d'y remédier, surtout avec un peu de persistance. Pour bien articuler la lettre *r*, il faut rétracter la bouche un peu en arrière, comme si on voulait légèrement grimacer ; la langue doit rester libre au milieu de la bouche, et l'on émet la syllabe en déterminant une sorte de vibration du son. On exagère souvent ainsi cette prononciation, mais il est très-simple de la modérer.

Je ne ferai ici que signaler la méthode indiquée par Talma : elle consistait à substituer à l'*r* la consonne *d*. Ainsi quand on avait à prononcer le mot *travail*, on prononçait *le-da-vail*, puis d'une seule impulsion de voix, *ledavail*, enfin on retranchait l'*e* et on imprimait plus de force à l'articulation de la première lettre *tdavail*. Insensiblement l'*r* s'articule, et la lettre *d*, que l'on pourrait appeler ici génératrice, disparaît pour que la lettre créée tout récemment prenne son essor.

Sans contester les avantages de cette ingénieuse méthode, il est facile de voir qu'on remédie à certaines difficultés par un nombre au moins aussi considérable, sinon plus. Il est plus simple, en effet, de chercher à articuler la lettre *r* par les moyens de la prononciation normale, que de lui substituer des articulations de lettres qui exigent souvent tout autant de difficultés.

Blésité. — C'est un défaut qui consiste soit à changer ou à altérer le son représenté par certaines lettres, soit à substituer une articulation à une autre. Ainsi, pour dire *cheval*, on prononcera *zeval ;* pour *chien*, *sien ;* pour *capitaine*, *tapitaine*, etc., etc.

Très-souvent il arrive qu'on substitue une lettre douce à une lettre rude. Il s'agit tout simplement alors de faire retirer la langue dans l'arrière bouche et de porter cet organe vers le voile du palais; alors, en faisant une

forte expiration, la langue vibrera de manière
à accentuer la syllabe à prononcer.

Quand la blésité est le résultat de l'altération de
l'articulation des sifflantes, elle prend le nom de
sesseyement. Dans ce cas, il arrive souvent que
l'air s'échappe de chaque côté de la langue, il faut
faire en sorte alors que ce fluide glisse avec lenteur et sans effort sur le milieu de cet organe ;
on arrivera à ce résultat en articulant isolément
les consonnes sifflantes, *s* par exemple, sans les
joindre aux voyelles qui les accompagnent pour
former des syllabes.

Balbutiement. — C'est un vice de la parole qui
consiste à prononcer les mots avec hésitation,
interruption, peu distinctement, et quelquefois
même à les répéter, mais toujours avec calme,
à voix basse et sans précipitation ni secousses
convulsives. Il est souvent l'effet d'une grande
émotion, qui, forçant à chercher quelque temps
ce qu'on doit dire, fait essayer successivement
plusieurs sons avant celui qu'on finit par prendre définitivement.

Le balbutiement est souvent symptomatique
de quelque maladie ; ici nous ne voulons parler
que du balbutiement essentiel ou idiopathique.
Le seul moyen qu'on puisse indiquer pour remédier à ce défaut consiste à faire parler très-
lentement, de manière que toutes les syllabes
soient prononcées très-distinctement, et habituer surtout à ne prendre la parole qu'autant
qu'on saura bien ce que l'on veut dire.

Bredouillement. — C'est un vice de la parole
qui, par l'effet d'un manque de flexibilité suffisante dans les organes de l'articulation et surtout dans la langue, fait enchevêtrer les sons les
uns dans les autres, au milieu des efforts que
l'on fait pour parler vite.

C'est ici qu'il faut surtout s'exercer à lire
lentement et à haute voix. Il faut mesurer toutes
les syllabes. Ce défaut cesse avec l'âge, mais si
l'on prête un peu d'attention à s'observer, on
pourra s'en tirer plus facilement. Comme cette
affection existe presque toujours chez les plus
jeunes enfants, c'est surtout a ce moment qu'il

faut la combattre ; car plus on attend, plus on trouve de résistance pour la faire disparaître.

Il me reste à parler du bégayement, qui est, sans contredit, le vice de la parole le plus pénible et pour lequel il faut de *très-grands soins ;* aussi en ferai-je une étude plus sérieuse , car c'est cette infirmité qui a surtout appelé l'attention des médecins. J'essayerai de traiter le plus scrupuleusement possible toutes les questions dont la solution a jusqu'ici paru toujours hypothétique.

CHAPITRE XI.

DU BÉGAYEMENT ET DE SON ORIGINE.

Le bégayement est une affection nerveuse caractérisée par une difficulté d'émettre la parole, difficulté qui consiste dans l'hésitation, la répé-

tition saccadée, la suspension pénible, l'empê-
chement même complet d'articuler soit toutes les
syllabes, soit quelques syllabes en particulier.

Cette définition paraîtra certainement insuffi-
sante, mais dans les recherches que nous allons
faire sur cette affection, nous essayerons d'en
caractériser plus spécialement la nature. Nous
ne pouvons dès maintenant la désigner que par
ses principaux caractères.

Tous les auteurs qui se sont occupés de cette
affection ont dû avant tout rechercher la cause
première ou le mécanisme physiologique du
bégayement, afin d'indiquer le moyen le plus
sûr qu'on pouvait opposer à la production de
cette infirmité.

Si les médecins les plus anciens nous ont parlé
çà et là du bégayement, ce n'est guère qu'au
commencement de ce siècle que nous voyons
quelques auteurs chercher à traiter sérieusement
cette question et essayer de lui donner une
place dans le cadre de la pathologie générale.

En passant en revue tous les travaux qui ont

été faits sur les différents vices de la parole, j'essayerai d'en apprécier autant que possible les qualités qui devront me servir à reconnaître la cause première du bégayement.

Pour beaucoup d'auteurs, le bégayement est dû à des vices d'organisation de l'appareil de la phonation, tandis que pour les autres il serait dû tout simplement à un manque de rapport entre l'idée conçue et la parole émise.

Je dois évidemment me ranger parmi ces derniers en raison de la définition même que j'ai donnée du bégayement. Seulement j'essayera de sortir du cercle vicieux que différents auteurs ont fait pour expliquer le mécanisme de ce vice de la parole.

J'emprunte ici à Rullier l'article *Bégayement* du dictionnaire de médecine en vingt et un volumes dans lequel il a donné une des premières explications relatives à la cause de cette maladie.

« Certains auteurs, au sentiment desquels nous nous rangeons, placent, dit-il, la cause du

bégayement, non dans les muscles vocaux, non
dans les nerfs qui les animent, mais bien dans
le cerveau lui-même. Les raisons qui appuient
cette idée sont que, dans l'état physiologique
ordinaire, les phénomènes de la voix et de la
parole sont dans un rapport constant avec les
différents degrés d'excitation cérébrale, et répondent toujours par leur précision et leur facilité à l'énergie des sentiments et à la clarté des
idées. On sait, à ce sujet, que le trop et le trop
peu d'excitation cérébrale ont sur notre langage
une influence si marquée, que nos paroles
seules, jaillissant comme d'une source féconde,
ou se traînant avec lenteur et difficulté, attes-
tent tout ce qu'elles coûtent de travail à l'intelligence. Or, ce que nous avons dit précédemment
de l'influence analogue et si marquée des diverses
affections de l'âme, excitantes ou sédatives, du
centre nerveux cérébral, comme la crainte, la timidité, la confiance, la colère, l'impatience, etc.,
sur les phénomènes du bégayement, prouve que
ceux-ci découlent de la même source et doivent

se rapporter dès lors à quelques modifications de l'action du cerveau. Mais en quoi consiste cette modification ? Sans prétendre l'expliquer, voici peut-être la conjecture que l'on peut hasarder. Chez le bègue, l'irradiation cérébrale qui suit la pensée et devient le principe propre à mettre en action les muscles nécessaires à l'expression orale des idées, jaillit avec une telle impétuosité et se reproduit avec une si grande vitesse, qu'elle passe la mesure de mobilité possible des agents de l'articulation. Dès lors ceux-ci, comme suffoqués par cette accumulation de la cause incitante ordinaire de leurs mouvements, tombent dans l'état d'immobilité spasmodique et de secousses convulsives qui caractérisent le bégayement, et qui ont déjà été notés dans l'exposition des phénomènes de cette affection. D'après cette conjecture, l'hésitation de la langue ne serait alors qu'une débilité purement relative des organes de l'articulation, résultant du défaut de rapport établi entre l'exubérance des pensées, la vitesse concomitante

8

d'irradiation cérébrale qui leur correspond, et
la vitesse possible des mouvements successifs et
variés, càpable d'exprimer les idées par la parole. Nous ferons observer, du reste, comme
pouvant servir à étayer l'hypothèse que nous
présentons, que la plupart des bègues sont re-
marquables par la vivacité de leur esprit et la
pétulance de leur caractère; qu'ils bégayent
beaucoup moins lorsque leur état de tranquillité
morale rend la succession de leurs pensées
moins impétueuse; qu'à mesure que l'âge avancé
calme l'élan de leur imagination et mûrit leur
esprit, ils cessent de bégayer; que le bégayement
diminue singulièrement, ou même s'arrête tout
à fait, lorsque le bègue, dispensé de frais d'esprit, fait un simple appel à sa mémoire, et que
la fidélité de celle ci le sert dans un discours
qu'il récite, une chanson qu'il met sur un air
ou des vers qu'il déclame; que les soins conti-
nuels et particuliers que mettent les bègues à
exercer les agents de l'articulation diminuent le
bégayement, en facilitant assez l'action de ces

derniers pour mettre la vitesse de celle-ci en
équilibre avec celle de l'irradiation cérébrale ;
que, si les passions véhémentes et explosives
qui s'emparent des bègues font momentanément
disparaître le bégayement, cela tient à ce que 'la
secousse vive et inaccoutumée qu'en reçoivent
tous les muscles, et par conséquent ceux de la
langue en particulier, les met alors en harmonie
d'action avec l'état des affections de l'âme ; que
les femmes, enfin, qui pensent vite, mais qui
ont, en revanche, reçu de la nature une prononciation si facile et si déliée, qu'elles se mon-
trent capables de la plus grande volubilité de
paroles, ne bégayent, comme on sait, que fort
rarement. »

M. Rullier a peut-être parlé un peu trop du
mécanisme du bégayement d'une manière absolue; en prétendant que la pensée est toujours
trop rapide et les mouvements musculaires toujours trop lents. Aussi M. Magendie est-il venu
à bon droit lui objecter que beaucoup de bègues,
doués d'une intelligence fort active, avaient tout

le temps nécessaire pour exprimer leurs idées,
qui n'étaient rien moins qu'abondantes et rapides. Il a cité en outre beaucoup de bègues qui
ne bégayent que dans les moments de calme,
qui bégayent surtout en lisant. Nous en rencon-
trons même souvent qui offrent plus de difficultés dans la lecture que dans la conversation,
parce qu'en lisant ils ne peuvent souvent user
de tous les petits artifices qui leur sont indiqués pour remédier à leur infirmité. .

M. Magendie objecte encore à M. Rullier d'a-
voir en quelque sorte démontré « qu'on bégaye
parce qu'on bégaye, » en admettant comme
cause du bégayement la faiblesse des muscles de
la parole. Or, comment reconnaître cette faiblesse des muscles de la parole, si ce n'est que
parce que le bégayement existe ?

Suivant M. Voisin, le bégayement dépend de
la réaction irrégulière, imparfaite, du cerveau
sur le système musculaire des organes de la
prononciation.

Ch. Bell regarde cette affection comme dépen-

dant d'un défaut de la puissance de coordina-
tion des diverses actions des organes vocaux et
de ceux de l'articulation en particulier. Si les
bègues n'hésitent pas en chantant, ajoute-t-il,
c'est que l'ajustement de la glotte et l'impulsion
donnée à la colonne d'air par la poitrine dila-
tée s'accomplissent et se continuent sans interruption.

M. Malbouche, en 1830, vint à l'Académie
des sciences communiquer le résultat de labo-
rieuses investigations sur le traitement du bégayement. Les explications qu'il donna sur la
nature de cette infirmité étaient plutôt faites pour
rendre raison des moyens qu'il opposait au bégayement que pour en démontrer le mécanisme.
Ce fut encore M. Magendie qui fut son interprète auprès des savants appelés à juger cette
nouvelle méthode; elle n'était pas, du reste, la
propriété exclusive de M. Malbouche. Une insti-
tutrice, Mme Leigh, chargée de faire l'éducation d'une jeune bègue, aux États-Unis, avait
scrupuleusement étudié les différents phénomè-

nes qui se passaient dans la bouche de son
élève, alors qu'elle parlait. Elle ne tarda pas à
remarquer que la jeune bègue avait, en parlant,
la langue toujours placée dans la partie inférieure de la bouche contrairement aux personnes
qui, parlant bien, ont toujours la langue appliquée à la voûte palatine. C'est en faisant toujours
manœuvrer la langue dans le haut du palais que
l'élève de Mme Leigh parvint à se débarrasser
complétement de son infirmité. Ce résultat fut
mentionné comme une découverte, et l'auteur
confia sa méthode à M. Malbouche, qui vint la
publier en France, en y ajoutant quelques explications pour se l'approprier. Selon lui, le
bégayement est dû à une difficulté des mouvements de la langue, et il signale quatre imperfections de ces mouvements qui forment autant
d'espèces de bégayement.

Le premier tient à l'imperfection des mouvements de la langue en avant et porte sur l'articulation des lettres *s*, *ç*, *œ*, *z*.

Le second genre est celui qui tient à l'imperfection des mouvements de la langue en arrière, et d'après cet auteur cette forme de bégayement serait la plus grave. Les lettres qui exigent ce mouvement sont : *b*, *c*, *d*, *f*, *g*, *h*, *j*, *k*, *p*, *q*, *r*, *t*, *v*.

Le troisième genre de bégayement est celui qui se rapporte à l'imperfection des mouvements de la langue en haut, qui sont exigés pour les lettres *l*, *m*, *n*, *r*.

Le quatrième genre comprendrait les difficultés qu'éprouvent les bègues pour prononcer les lettres *p* et *t*.

Cette théorie montre plutôt le mécanisme des difficultés qu'elle ne les explique; il est juste cependant de dire que cet auteur fut ainsi conduit à des moyens rationnels pour remédier à certaines formes de bégayement. Sa démonstration est très-incomplète, car il ne donne qu'un bien petit nombre de mouvements de la langue et ne tient aucun compte des parois buccales, et de toutes les parties de la bouche dont le concours est si utile pour l'articulation de la parole.

M. Serre d'Alais, dans son mémoire publié en 1830, considère le bégayement comme une affection nerveuse, caractérisée sous deux points de vue : le premier semble consister dans une chorée des muscles modificateurs des sons ; le deuxième serait déterminé par une roideur tétanique des muscles de la voix et de la respiration.

Il arriverait alors que chez les bègues, atteints de chorée des muscles de l'articulation, la volonté perdrait son influence sur les mouvements rapides des lèvres et de la langue, tandis que dans le second cas ce serait la respiration qui ferait défaut.

Cette manière d'envisager le bégayement est certainement une des plus heureuses qui aient été indiquées. Aussi a-t-elle donné lieu dès son apparition à une discussion de priorité.

Colombat, faisant imprimer son premier ouvrage sur les vices de la parole, a réclamé pour lui cette théorie du bégayement bien que le mémoire de M. Serre d'Alais eût paru déjà depuis quelque temps.

Le bégayement, d'après Colombat, est une modification particulière des contractions des muscles de l'appareil vocal : c'est une affection essentiellement nerveuse, qui est le résultat d'un manque d'harmonie entre l'innervation et la myotilité, ou pour parler plus clairement, entre l'influx nerveux qui suit la pensée et les mouvements musculaires au moyen desquels on peut l'exprimer par la parole.

Il en fit deux grandes divisions : la première qui lui a semblé avoir une grande analogie avec la danse de Saint-Guy, reçut la dénomination de labio-choréique; la seconde reçut le nom de gutturo-tétanique, en raison de la roideur des muscles du larynx et du pharynx qui survenait chez les personnes atteintes de ce vice de la parole.

Nous voyons l'identité de cette division avec celle de M. Serre d'Alais. Aussi Colombat s'empressa-t-il de subdiviser ses deux grandes espèces pour apporter au moins un semblant de modification dans sa théorie.

Il admit quatre variétés pour le bégayement labio-choréique : laquace ou bredouillement, difforme, aphone ou bégayement des femmes, et lingual. Le bégayement gutturo-tétanique fut divisé en six variétés : muet, intermittent, choréiforme, canin, épileptiforme, baryphonie ou balbutiement.

Toutes ces divisions ne sont à proprement parler que des formes du bégayement; elles ne sauraient constituer des espèces caractérisées par des symptômes différents, nets et tranchés.

En 1842, Jourdant, homme d'industrie plutôt que médecin, vint annoncer à M. Becquerel, qu'il avait trouvé la vraie cause du bégayement et par suite le seul moyen rationnel de le guérir. M. Becquerel, que la question intéressait par-dessus tout, étudia très-scrupuleusement cette méthode à laquelle il reconnut d'immenses avantages sur toutes celles connues jusqu'alors. Aussi s'empressa-t-il l'année suivante de la mettre au jour en en communiquant l'exposé à l'Académie des sciences.

Jourdant, ayant été à même d'observer beaucoup de bègues, avait remarqué que chez la plupart d'entre eux les efforts produits pour la production de la parole avaient surtout leur retentissement dans la poitrine, et que de l'air expiré en pure perte venait se mêler à la parole, ce qui contribuit surtout à la dénaturer. M. Becquerel se chargea de traduire en langage scientifique l'idée émise par Jourdant.

L'air accompagnant la parole au moment de sa formation, s'oppose au libre jeu des différents organes, appelés par leur contraction à produire l'articulation des sons : c'est cette difficulté, cet embarras, qui constituera le bégayement.

Deux causes viennent expliquer le mécanisme de cet embarras de la parole auquel on donnera le nom de bégayement. D'abord il dérange les ondes sonores qui résultent de la formation de la voix et qui vont être modifiées par la configuration particulière que doit prendre la cavité buccale pour chaque lettre. Ainsi, en admettant

que pour articuler certaines lettres il faille un
certain nombre d'ondes sonores qui arrivent
dans la cavité buccale avec une longueur, une
intensité et une durée déterminées, il est bien
évident que toutes les fois qu'on aura à prononcer ces mêmes lettres, il faudra le même nombre d'ondes sonores avec toutes leurs qualités
précédentes. Mais s'il survient un courant d'air
intempestif au milieu des ondes sonores, il en
résultera un trouble quelconque qui modifiera
certainement la parole.

La deuxième cause consiste dans la perturbation du jeu des muscles de l'articulation par
une quantité trop considérable d'air dans la cavité buccale. Ainsi, quand pour prononcer une
lettre il faut une configuration particulière de
la cavité buccale, déterminée par un certain
nombre de vibrations avec des qualités données,
cette configuration sera tout à fait détruite, si
l'obstacle physiologique produit par les vibrations de l'air expiré contre les muscles de l'articulation est augmenté : or, cet obstacle sera

certainement augmenté par une plus grande
quantité d'air que ne le comporte l'état normal.
Il en résultera donc souvent une parole difficile,
sinon toujours impossible.

Le bégayement, d'après Jourdan, a donc sa
cause première dans la perturbation du jeu des
muscles thoraciques. Mais le défenseur de cette
méthode n'a pu se passer de prendre aussi en
très-haute considération la perturbation du jeu
des muscles de l'articulation. Car c'est là que se
porte toujours l'attention du médecin qui observe un bègue; et si l'on a admis que le bégayement a sa cause première dans la perturbation du jeu des muscles thoraciques, on a été
obligé de reconnaître immédiatement que cette
cause première avait son action directe sur les
muscles de l'articulation.

En résumé, le bégayement serait dû à la sortie de l'air expiré pendant qu'on parle; autrement, à ce que l'on dépenserait en souffle l'air
qui aurait dû être employé en son.

Dans toute cette méthode, il n'est pas dit un

mot de la cause qui peut produire cette perturbation du jeu des muscles thoraciques. Il est
évident que ce n'est qu'une cause dynamique
dont le siége est infailliblement dans le système
nerveux.

Pourquoi maintenant reconnaître à la production du bégayement la perturbation du jeu
des muscles thoraciques? Ne voyons-nous pas
dans une foule de circonstances le jeu de ces
muscles être gêné, souvent même anéanti, sans
que pour cela il y ait trace de bégayement?
Dans l'oppression, proprement dite, dans l'es-
soufflement, nous verrons certainement l'exercice de la parole entravé, mais ce ne sera pas
du bégayement.

Ici l'auteur, comme la plupart de ceux que
j'ai déjà cités, a voulu trouver toute la cause du
bégayement dans le trouble fonctionnel d'un
organe unique, et nous ne tarderons pas à voir
que cette affection est tout à fait complexe,
comme, du reste, l'appareil qui concourt à former la parole.

Nous avons déjà dit que pour beaucoup de médecins le bégayement n'était dû qu'à un vice de conformation des organes de la parole; et cette opinion se rencontre surtout chez les auteurs anciens.

Ainsi, Délius attribuait ce vice de la parole à un palais double; pour quelques-uns, c'était une division de la luette; pour d'autres, c'était une conformation particulière de l'os hyoïde, ou une position vicieuse des dents, le volume ou la petitesse de la langue, son épaisseur, le relâchement de ses ligaments, etc., etc.

Ce fut M. Hervez de Chégoin qui reprit cette idée et la développa : le bégayement était dû à un défaut de proportion entre la longueur de la langue et la distance qui la sépare des parois buccales.

Il suffit d'examiner la langue des bègues et celle de gens s'exprimant parfaitement bien. On observera vite que chez les uns comme chez les autres ce manque de rapport entre la longueur de la langue et la distance des parois

buccales n'y est pour rien. Car chez les bègues
on remarquera les mêmes configurations de
la langue par rapport aux parois buccales
que chez les personnes parlant très-bien; et
cette cause devient dès lors tout hypothétique.

M. Dieffembach, reproduisant l'opinion de
M. Hervez de Chégoin, déclare que chez les bègues la langue était toujours trop courte, et
que pour remédier à cet inconvénient il suffisait
de faire la section des génioglosses.

Un grand nombre de muscles concourent à
l'action de la langue : or, comment préciser
que c'est un ou plusieurs de ces muscles dont
la fonction normale sera troublée : on pourrait
tout aussi bien couper l'hypoglosse, le stylo-
glosse, etc.

Mais à cette époque où la chirurgie était toute
aux opérations, on n'y regardait pas de si près;
aussi comparait-on avec beaucoup de complai-
sance le bégayement au strabisme pour se laisser aller à quelques petites manœuvres opéra-

toires plus ou moins élégantes, mais toujours
dangereuses pour le patient.

M. Amussat avait observé que les bègues ont
généralement la langue peu mobile, et presque
toujours entraînée d'un côté ou de l'autre, lorsqu'ils veulent parler. C'est alors qu'il prescrivit
de couper le muscle génioglosse correspondant
au côté de la déviation.

Il a fallu toute l'énergie de M. Gerdy pour
réfuter de semblables opinions, et démontrer
comment dans ces cas l'on n'opérait qu'avec
une grande ignorance de la matière. Il suffit en
effet de comparer les bègues avec ceux qui ne le
sont pas pour remarquer qu'il n'y a rien d'a-
nomal dans leur langue ni dans sa direction.
Les lèvres, les dents, la langue, par sa pointe,
son milieu, sa base, le voile du palais subissent
pour chaque articulation des mouvements qui,
on le conçoit, doivent être très-variés, et ne
peuvent dépendre d'un seul muscle, pas plus
du génioglosse que de tout autre pris isolément.

9

La même année, en 1841, M. Bonnet, de
Lyon, adressait un mémoire sur le bégayement
et sur la section sous-cutanée du muscle génioglosse. L'auteur s'étudie surtout à rechercher
quels sont les faux mouvements que peuvent
faire les bègues dans l'articulation de certaines
consonnes, les inspirations intempestives et les
arrêts brusques d'expiration qui jouent un si
grand rôle dans la production des vices de la
parole.

Les phénomènes élémentaires du bégayement
sont d'abord :

1° La maladie nerveuse qui en a été la cause
première ;

2° Les troubles fonctionnels des organes de
la parole.

Ces derniers phénomènes auraient une existence indépendante de la maladie du système
nerveux qui aurait été cependant là cause pre-.
mière. A ce sujet, l'auteur compare le bégayement aux pieds bots, qui sont la conséquence
de convulsions, et que néanmoins on traite si

bien localement; de même, le strabisme, qui n'est qu'une affection nerveuse et qu'une opération toute locale, guérit si bien.

M. Bonnet s'attache donc avant tout dans le bégayement aux troubles fonctionnels des organes de la parole, et il considère ceux-ci sous trois points de vue :

1° Les troubles dans la respiration ;

2° Les difficultés dans certains mouvements de la langue ;

3° Les mouvements en apparence spasmodiques des lèvres et des joues.

Il arrive souvent que les mouvements respiratoires s'exécutent régulièrement pendant l'exercice de la parole, et alors les seuls troubles fonctionnels qu'on observe chez les bègues sont les mouvements spasmodiques des joues et des lèvres, et les difficultés des mouvements de la langue. Mais les mouvements en apparence convulsifs des lèvres et des joues ne constituent pas le phénomène essentiel, local du bégayement; ils ne sont que des phénomènes subor-

donnés à certaines difficultés dans les mouvements de la langue ou d'autres parties de la
bouche.

Dans la plupart des bégayements, la langue a
de la peine à s'élever contre la voûte palatine
et à se porter en arrière ; elle tend, au contraire,
à se porter entre les dents. L'auteur attribue
cette difficulté à la rétraction du muscle génioglosse qui porte la langue en bas et en avant,
et s'oppose au mouvement en haut et en arrière.

M. Bonnet admet aussi les difficultés de la
parole, dépendantes de ce que l'expiration est
brusquement interrompue au commencement ou
au milieu des mots, et enfin les difficultés de la
parole, des vices dans les inspirations.

Nous connaissons déjà toutes les idées émises
dans cette théorie ; les difficultés des mouvements de la langue pour se porter soit en haut,
soit en bas, soit en avant, nous ont déjà été si-
gnalées par M. Malbouche.

Quant aux vices de la respiration, nous nous
sommes assez étendu à ce sujet pour faire voir

que l'auteur explique tout à fait le contraire de
ce qui arrive.

M. Bonnet, en admettant des difficultés des
mouvements de la langue, par suite de la rétraction du muscle génioglosse, a voulu donner
raison à l'opération qu'il faisait de la section
de ce muscle pour le traitement du bégayement.

Mais pourquoi dans sa théorie du bégayement admet-il comme cause première une
affection nerveuse qu'il s'empresse, du reste,
de rejeter ; car il ne peut la désigner ni par ses
symptômes, ni par ses caractères ; et il ne saurait indiquer le moment de l'évolution de cette
maladie nerveuse.

Le 'pied bot, suite de convulsions, ne saurait
être comparé au bégayement, car c'est toujours
une affection constante ; tandis que la seconde,
évidente dans certains moments, disparaît dans
d'autres pour revenir plus tard.

La section du génioglosse ne sert qu'aux
mouvements vicieux de la langue ; mais les
difficultés de la respiration comment les trai-

ter? On opérait, il fallait donner une raison à l'opération.

Je ne ferai que signaler l'opinion émise par MM. Jearsley et Braid, qui prétendaient que le bégayement était dû à une étroitesse congéniale de l'arrière-bouche : ce qui gênait la respiration et produisait un embarras de la parole. Cette étroitesse aurait été déterminée par une tuméfaction chronique des amygdales. Aussi fallait-il couper les amygdales pour guérir le bégayement. Je n'insiste pas davantage sur cette théorie.

Chacun des auteurs qui ont émis les différentes théories que nous venons de passer en revue s'est attaché à trouver toute la cause du bégayement dans l'accomplissement vicieux des fonctions d'un seul organe.

Le bégayement est une affection essentiellement nerveuse, sans lésion organique, ayant certainement son siége dans le cerveau, et pouvant rejaillir sur chacun des organes qui, par leur ensemble, concourent à la production de

la parole. C'est une affection non doulou-
reuse, à marche tout à fait irrégulière : elle
n'est ni continue ni périodique. Elle se produit aujourd'hui sous l'influence d'une cause
quelconque, qui demain n'apportera aucun
trouble à l'exercice de la parole. Cette infirmité n'est soumise à aucune condition déterminée. Tous les organes qui servent à l'accomplissement de la parole peuvent, chez le
même bègue, être momentanément influencés
par cette affection, tandis que dans un autre
instant aucun d'eux ne sera gêné, pour que
plus tard un ou plusieurs de ces organes soient
affectés.

Tous les muscles dont l'action sert à la production de la parole sont soumis à la volonté,
bien que souvent cette action puisse avoir lieu
d'une manière différente et involontaire, selon
l'influence sédative ou excitante de l'état moral
où l'on se trouve. Ce sont les nerfs chargés
d'animer tous les muscles de l'appareil vocal,
qui transmettront à ces mêmes muscles les im-

pressions résultant d'un état moral quelconque ; et dès lors la parole éprouvera une certaine modification qui pourra tout à fait la
dénaturer.

Cette modification sera presque toujours
l'effet du manque d'harmonie entre les centres
nerveux et les organes de la phonation ; et la
parole ne redeviendra libre qu'autant qu'on
aura rétabli cette harmonie.

Or, en traitant de la parole en général et de
toutes ses qualités, nous avons observé que
l'harmonie entre les centres nerveux et les organes de la phonation devait surtout son existence à la production de mouvements rationnels
dont l'ensemble constituait la gesticulation ; et
c'est au nerf spinal que nous avons rapporté
cette action par sa double fonction de nerf phonateur et de nerf moteur, double fonction qui
ne pouvait permettre à l'une d'être complète-
ment indépendante de l'autre.

En effet, quand on examine un bègue attentivement, on ne tarde pas à remarquer le désor-

dre permanent de l'articulation et des mouvements qui doivent en quelque sorte lui venir
en aide.

Il résultera donc pour nous que le bégayement sera une affection complexe qui intéres-
sera à la fois ou en partie les organes vocaux
proprement dits, ceux de la respiration, et les
membres supérieurs dont les mouvements sont
les auxiliaires les plus puissants de la parole la
plus nette et la mieux exprimée.

CHAPITRE XII.

DES VARIÉTÉS DU BÉGAYEMENT.

L'affection qui jusqu'à présent a été l'objet
de nos études est une affection nerveuse, idiopathique, qu'il ne faut pas confondre avec certains embarras de la parole, qui constituent bien

une sorte de bégayement, mais toujours symptô-
matique d'une maladie quelconque.

Les vieillards éprouvent souvent une difficulté
de parler qui tient à l'affaiblissement des organes
phonateurs et à la perte de la mémoire. On ne
saurait confondre cette hésitation avec le bégayement proprement dit, qui a, comme nous le verrons plus tard, une marche tout à fait contraire.

Dans le cours des hémorrhagies cérébrales,
de l'encéphalite, du ramollissement du cerveau, etc., la parole peut être abolie complète-
ment, mais souvent elle n'est que gênée ou difficile, ou même très-embarrassée. Les diverses
circonstances qui accompagnent cet embarras
de la parole suffiront pour indiquer au médecin
que là encore il existe une très-grande différence avec le bégayement proprement dit. Il en
est de même pour les embarras de la parole, résultant de tumeurs crâniennes, exostoses sy-
philitiques, etc. ; ces sortes d'embarras de la
parole vont toujours *crescendo* jusqu'à la termi-
naison fatale.

La chorée est souvent caractérisée par une difficulté d'expression qui n'est pas du bégayement ; c'est une sortie rapide et à intervalles égaux des syllabes, qui rend la parole saccadée et brusque.

A la suite de maladies graves d'une longue durée, comme la fièvre typhoïde, par exemple, la parole s'altère souvent au point de faire croire que c'est du bégayement ; mais cette difficulté est le résultat de l'affaiblissement des organes, elle cesse au fur et à mesure que le sujet reprend ses forces.

Je ne ferai que citer, en passant, l'embarras de la parole résultant de l'ivresse, ou d'empoisonnements métalliques : ce ne sont que des accidents d'une durée habituellement assez courte.

Il est une sorte de bégayement qui présente, par tous ses caractères, la plus grande analogie avec l'affection nerveuse qui fait le sujet de nos études et qu'il est très-difficile de distinguer si l'on n'est pas parfaitement renseigné sur les antécédents. Je veux parler du bégayement en quel-

que sorte prodromique d'une paralysie générale,
presque toujours héréditaire. Ce cas n'est que
malheureusement encore trop fréquent; et on ne
le distinguera du bégayement, purement nerveux, que par le concours de certaines circonstances qui fixeront l'attention sur la maladie
dont le développement se fera dans un avenir
plus ou moins éloigné.

CHAPITRE XIII.

PHÉNOMÈNES CARACTÉRISTIQUES DU BÉGAYEMENT.

Tous les auteurs qui se sont occupés de bégayement ont essayé de faire des classifications
qui devaient comprendre toutes les formes de
cette maladie. Chacun admettait une division en
rapport avec le siége ou la cause qu'il assignait
au bégayement. Aussi les espèces devaient-elles

être nombreuses, si l'on considérait comme forme spéciale chacun des caractères qui se dessineraient dans cette affection, dont la nature est de varier à l'infini comme les impressions sous l'influence desquelles elle se produit.

C'est ce qui fait que tous les auteurs, que nous avons passés en revue dans l'étude de la cause première du bégayement, ont trouvé autant de formes particulières de cette affection qu'ils observaient de phénomènes particuliers.

Sauvages, pour qui tout embarras de la parole était nécessairement du bégayement ou *psellismus*, comprit dans sa classification la plupart des vices de la parole, dont il admit les onze espèces suivantes :

1° *Psellismus ischnophonia*, bégayement proprement dit;

2° *Psellismus rottacismus*, grasseyement;

3° *Psellismus slambdacismus*, mauvaise prononciation de *l*;

4° *Psellismus tranlotas*, blésité;

5° *Psellismus balbuties*, balbutiement;

6º *Psellismus mogilalia*, difficulté de prononcer les labiales ;

7º *Psellismus metallicus*, bégayement causé par les empoisonnements métalliques ;

8º *Psellismus jotacismus*, difficulté de prononcer les gutturales ;

9º *Psellismus nasilas*, nasonnement ;

10º *Psellismus lagostomatum*, difficulté de parler due au bec-de-lièvre ;

11º *Psellismus a ranula*, difficulté de parler due à la grenouillette.

M. Voisin comprend le bégayement sous les trois divisions suivantes, au point de vue de l'intensité de la maladie :

Dans le premier degré, c'est une affection tellement légère qu'elle donne plutôt une sorte d'originalité au langage qu'elle ne le défigure réellement.

Le second degré est caractérisé par un embarras plus grand de la parole, qui consistera surtout dans la répétition des syllabes accompagnée d'efforts assez grands pour faciliter et précipiter la prononciation. Cette répétition aura toujours lieu sur la syllabe qui précédera la difficulté.

Dans le troisième degré enfin on comprendra le bégayement tellement intense qu'il condamnera au mutisme le plus complet ceux qui en seront affectés.

Il est facile de remarquer que rien de physiologique n'a déterminé cette division.

Je ne ferai que signaler la division de M. Malbouche, dont j'ai déjà parlé en traitant la manière dont il avait envisagé la cause première du bégayement. A part les espèces qu'il a déduites des mouvements défectueux de la langue, cet auteur, à l'exemple de Sauvages, a compris dans sa classification divers vices de la parole qui n'ont aucun rapport avec le bégayement.

1° Impossibilité momentanée d'articuler ;

2° Doublement précipité des syllabes ;

3° Arrêt de la parole par habitude d'esprit ;

4° Bredouillement ;

5° Difficulté pour les lettres d'avant ;

6° Sesseyement ;

7° Difficulté pour les lettres de haut ;

8° Difficulté pour les lettres d'arrière ;

9° Difficulté pour les trois articulations K, P, T.

Je ne reviendrai pas sur la question de priorité des divisions indiquées par MM. Serre d'Alais et Colombat. J'entrerai dans quelques détails sur les subdivisions que ce dernier a admises et que j'ai déjà citées ; elles sont au nombre de dix.

1" *Bégayement labio-choréique loquax ou avec bredouillement*. — Cette forme est presque continue, et toutes les syllabes sont difficiles à prononcer ; il se mêle souvent une sorte de bredouillement, résultant de la pétulance, de la vivacité d'esprit, de la loquacité et surtout de la promptitude avec laquelle veulent parler les personnes affectées de ce genre de bégayement. C'est peut-être la forme la plus commune et aussi la plus exposée à récidive.

2° *Bégayement labio-choréique difforme*. — Cette espèce est caractérisée par des grimaces,

des mouvements convulsifs de la face, des pau-
pières, du front, des sourcils, du nez, des lèvres, etc., sans efforts de la gorge et surtout sans
contraction des muscles de la poitrine, mais
suivi des répétitions gggg, tttt, mmmm. Cette
forme a des moments d'intermittence et est
moins exposée à récidive.

3° *Bégayement aphone* ou *des femmes.* —Ce sont
des mouvements convulsifs de la langue, des
lèvres et de la mâchoire inférieure, qui domi-
.nent dans cette forme; ces mouvements se produisent sans bruit. C'est le bégayement le plus
particulier aux femmes.

4° *Bégayement labio-choréique lingual* ou *avec
sesseyement.* — Cette forme se reconnaît facilement à la sortie de la langue, qui franchit les
arcades dentaires et qui projette au loin de la salive; elle se fait surtout sentir dans l'articulation des dentales et palatales; elle est assez rare
et difficile à guérir. L'auteur a cru remarquer
dans cette forme un plus grand volume de la
langue.

10

5° *Bégayement gutturo-tétanique muet* — Ceux qui en sont affectés restent plus ou moins long-temps comme s'ils étaient tout à fait muets, et, quoique sans faire de grimace ni aucun effort pour parler, ils ne parviennent à articuler quelques mots privilégiés qu'après avoir fait plusieurs petites inspirations successives, qui sont suivies d'un bruit sourd, imitant assez bien le sifflement d'un obus qui n'a presque plus de force.

6° *Bégayement gutturo-tétanique intermittent.* — Cette variété, qui reste quelquefois des heures, des jours même, sans paraître, se manifeste souvent d'une manière si forte, que les personnes chez qui nous l'avons observée ne pouvaient pendant quelque temps proférer un seul mot, et faisaient entendre un son sourd et saccadé comme celui qui résulterait d'une longue série d'*e*-muets. Lorsque ceux qui en sont affectés sont parvenus à articuler nettement un ou deux mots, ils peuvent parler quelquefois très long-temps sans hésitation et sans qu'on s'aperçoive de leur infirmité.

7° *Bégayement gutturo-tétanique choréiforme.*
— Cette variété est caractérisée par une sorte de roideur des organes de la respiration et de la voix, et par quelques instants de silence, se distingue surtout par l'espèce de chorée et les mouvements convulsifs que l'on remarque dans la tête, les bras et les jambes de ceux qui en sont affectés; ces mouvements désordonnés, tout à fait semblables à la danse de Saint-Guy, ne se manifestent que pendant l'articulation des mots, et disparaissent entièrement pendant le silence.

8° *Bégayement gutturo-tétanique canin.*— Cette forme est ainsi désignée parce que, pour articuler les syllabes qui exigent quelques efforts, les bègues font entendre les répétitions désagréables *ao, ao, aooo, aooo,* qui imitent assez bien l'aboiement des chiens de chasse.

9° *Bégayement gutturo-tétanique épileptiforme.*
— Cette variété se reconnaît aux phénomènes suivants : à l'instant où la personne qui en est affectée veut parler, des convulsions extrêmement fortes se manifestent et portent particu-

lièrement sur les muscles de la poitrine, de l'abdomen, du col, des membres supérieurs et même sur les muscles peauciers, et donnent lieu à des contorsions, à des spasmes cloniques et toniques, analogues à ceux qui caractérisent une attaque d'épilepsie. Les bègues n'obtiennent souvent de tous les efforts combinés que l'articulation d'une ou deux syllabes, confuses et sans netteté.

10° *Bégayement gutturo-tétanique avec baryphonie* ou *balbutiement*. — Cette forme, le plus souvent incurable, presque toujours accompagnée d'une autre hésitation, dépend, comme le balbutiement, d'une maladie de l'encéphale ou d'autres lésions organiques des centres nerveux, qui sont ordinairement au-dessus des ressources de l'art.

Colombat a cru devoir faire une nouvelle espèce, appelée *bégayement mixte*, qui serait le résultat de la combinaison de divers caractères appartenant à chacune des variétés que nous venons d'exposer.

Comme je l'ai déjà dit, ces différentes variétés
ne sont que des formes, des nuances, des caractères d'une seule et même affection, et l'auteur
eût certainement pu multiplier ces divisions à
l'infini, car il n'est pas d'affection qui se tra-
duise par des signes aussi variés et aussi nombreux que le bégayement. Il n'y a rien de régulier dans sa marche, ni dans sa production ;
l'intermittence qui le caractérise le plus souvent
est tout irrégulière, sans limites fixes; elle
cesse souvent après un temps très-long pour
n'avoir ensuite qu'une durée très-courte.

Quant à la dixième variété, elle ne saurait
trouver sa place dans le bégayement proprement
dit; car nous en avons déjà parlé en traitant
des affections diverses qui, tout en ayant de
l'analogie avec cette infirmité, en sont très-dif-
férentes par leur cause première.

Caractériser une affection nerveuse par des
convulsions, par du tétanos, c'est la ranger
parmi les affections à symptômes permanents
(contracture, tétanos); or, c'est en faire une af-

fection des muscles de l'articulation, et alors nous nous éloignons de la cause première, assignée par Colombat au bégayement : affection nerveuse consistant dans le manque d'harmonie entre l'innervation et la myotilité.

Les convulsions dont il est ici question ne sont que la conséquence de la cause première du bégayement, mais elles ne le sauraient constituer tout entier.

Cette division eût eu son utilité si elle eût pu conduire à des moyens particuliers de traitement. Mais pourquoi en faire des affections convulsives, choréiques, tétaniques, puisque les moyens employés contre ces sortes d'affections, siégeant dans d'autres parties du corps, demeurent ici complétement sans effet?

Jourdant admit que l'air expiré d'une façon anomale pendant qu'on parlait, agissait de deux manières différentes sur le pharynx, la langue et la cavité buccale : de là deux espèces de bégayement, que M. Becquerel caractérisa de la manière suivante .

La première est le bégayement *ouvert*. Il consiste dans la sortie facile de l'air expiré en pure perte en même temps que le son et la parole. Il en résulte une contraction convulsive des muscles thoraciques, pour faire sortir l'air qui manque, et des inspirations anomales pour remplacer l'air qui est sorti. Par suite de toutes ces causes la parole est difficile, on répète fréquemment les mêmes syllabes, d'autres sortent difficilement, souvent enfin il y a arrêt de la parole, quand la poitrine ne contient plus assez d'air pour qu'il en sorte pour la formation des sons.

On a désigné cette espèce de bégayement du nom d'*ouvert*, parce que quand les bègues qui en sont affectés font l'inspiration qui doit précéder la parole, ils restent en général la bouche entr'ouverte, même pendant tout le temps que dure la difficulté.

Dans cette espèce de bégayement la difficulté de parler porte généralement sur les voyelles et sur les consonnes qui ont besoin de l'interven-

tion du pharynx pour être articulées, telles que
g, *k*, *q*, *c* dur, etc.; il existe aussi d'autres consonnes qui sont prononcées très-difficilement.
Ce bégayement est très-pénible; il porte à des
contorsions, des grimaces de la face, à des
mouvements intempestifs de la langue, et surtout à de violentes convulsions dont les bègues
ont souvent beaucoup à souffrir.

La deuxième espèce est celle à laquelle on a
donné le nom de *bégayement fermé*. Voici comment elle se produit :

Quand l'inspiration qui doit précéder la parole est terminée, la bouche reste fermée. Alors
l'air expiré distend la cavité buccale, tout en
essayant de s'échapper, ce qui a lieu par une
demi-ouverture des lèvres qui se referment aussitôt pour se rouvrir, et ainsi de suite. C'est
ainsi que se produit ce tremblement des lèvres
si fréquent chez les bègues ; et chez d'autres les
lèvres sont projetées en avant et forment cet
état qu'on remarque chez un grand nombre
d'individus affectés de ce vice de la parole, et

auquel on a donné le nom vulgaire de *cul-de-poule*.

Dans cette espèce de bégayement, on constate surtout la répétition fréquente d'une même syllabe avant de passer à une autre; il y a en général plus de facilité à prononcer les voyelles, et, au contraire, une difficulté plus grande pour les consonnes; et quand la difficulté est un peu grande, l'émission des syllabes est toujours accompagnée d'une certaine quantité de salive projetée assez loin.

L'auteur a appelé *mixte* le bégayement qui renfermait les caractères des deux bégayements réunis.

Il est facile de voir que cette division n'est rien autre que celle indiquée par M. Serre d'Alais (le bégayement gutturo-tétanique et le bégayement labio-choréique). On a eu soin seulement de les admettre comme conséquence d'une certaine cause première, qui est la sortie simultanée de l'air expiré et de la parole. C'est par le mécanisme de la production de ces

deux variétés qu'a lieu simplement la différence.

Il est, je crois, excessivement difficile de déterminer des variétés bien distinctes d'une maladie qui présente les différences les plus grandes
sous le rapport de l'intensité, depuis une légère
difficulté, un léger embarras dans la parole,
jusqu'à la forme la plus pénible du bégayement,
et l'impossibilité presque absolue de prononcer
aucune syllabe.

Si l'on rencontre des bègues qui ne présen-
teront que certains des caractères ci-dessus ex-
posés, combien en rencontrera-t-on aussi qui
les posséderont tous, pour ne les manifester souvent qu'en partie, tandis que, dans d'autres moments, toutes les difficultés se trouveront réunies
pour s'opposer au libre exercice de la parole.

J'aurais compris une certaine classification
qui eût conduit à des traitements spéciaux pour
chacune des divisions. Mais il n'en a pas été ainsi.
On a pris les différents symptômes de l'affection
pour autant d'espèces diverses de la maladie.

Le bégayement est une affection complexe
par les organes affectés qui sont appelés à le
produire, mais la cause est unique : elle réside
tout entière dans le cerveau et, par les nerfs, elle
agit sur tel ou tel organe, appelé par sa fonction
à la production de la parole. Il en résulte que
chez les uns les organes de la respiration n'agi-
ront plus normalement ; chez les autres, les
muscles du larynx, du pharynx, etc, intervien-
dront par leurs contractions intempestives pour
nuire à la parole ; chez d'autres, enfin, ce seront les organes buccaux dont les fonctions ne
seront plus en rapport avec l'articulation.

En nous occupant du traitement du bégayement, nous verrons qu'il suffit d'attaquer la
cause directe de cette affection pour avoir raison
de tous ces différents phénomènes dont on a
voulu faire autant d'espèces particulières de bégayement.

CHAPITRE XIV.

DES CIRCONSTANCES QUI PEUVENT EXERCER
UNE INFLUENCE SUR LE BÉGAYEMENT.

Dans l'étude de ces causes nous comprendrons les influences qui peuvent produire le bégayement là où il n'existe pas, et les influences qui peuvent le déterminer, l'augmenter, le provoquer chez les personnes atteintes de ce vice de la parole.

C'est une affection très-fréquente, dont il est difficile d'évaluer le nombre; car, compatible avec la santé, elle a été presque toujours rejetée du domaine de la médecine, et tous les efforts qu'on ait pu tenter pour en faire la statistique, n'ont donné que des résultats très-inexacts.

Le bégayement se manifeste surtout pendant

l'adolescence. Au moment où les enfants commencent à parler, il n'est guère caractérisé que par un peu d'hésitation qui éloigne toujours de se prononcer avec certitude sur le diagnostic de cette affection. Il est excessivement rare qu'il persiste avec la vieillesse, alors que l'irradiation cérébrale se meut plus lentement, et que l'influx nerveux jaillit avec moins d'impétuosité. On ne voit pas souvent le bégayement se déclarer après l'âge de quinze ans, et à plus forte raison quand on arrive dans un âge plus avancé.

Le sexe paraît exercer une notable influence sur le bégayement, car il est incontestable de trouver cette affection beaucoup plus souvent chez les hommes que chez les femmes. En raison de la prédominance du système nerveux, dans le sexe féminin, il devrait en être autrement. Chercher l'explication de ce phénomène, c'est se livrer à l'hypothèse. Admettrons-nous, comme Rousseau, que les femmes ont la langue flexible, qu'elles parlent plus tôt, plus aisément, plus agréablement que les hommes,

parce que avides de pénétrer les secrets des
hommes, de s'assurer de l'état de leur cœur,
c'est la parole qui est pour elles l'instrument le
plus utile et le plus indispensable à leur bon-
heur ? Si nous invoquons la facilité avec laquelle
les idées s'associent dans l'esprit des femmes,
leur vivacité d'imagination, leur promptitude
à émettre leurs pensées, nous plaiderons contre
la théorie propre du bégayement déterminé
souvent par l'impétuosité trop vive de l'influx
nerveux. Il faudrait plutôt reconnaître chez les
femmes une plus grande délicatesse des organes,
et en particulier de ceux de la phonation, qui
s'opposeraient à une action moins intense de la
part du système nerveux. Quoi qu'il en soit, si
le bégayement est moins fréquent chez les femmes, il est aussi plus difficile à guérir.

Je ne pense pas que le tempérament puisse
prédisposer au bégayement, qui lui, au contraire, aura une certaine influence sur la constitution. Il est bien évident en effet que les bègues sont presque tous excessivement nerveux,

et cependant les gens les plus nerveux ne sont
nullement prédisposés au bégayement : les irri-
tations nerveuses observées chez les bègues sont
plutôt la conséquence de la maladie que la
cause. Tous les tempéraments peuvent se rencontrer avec cette affection; et au point de vue
du traitement, la guérison sera plus facile chez
les bègues nerveux et sanguins, mais elle sera
d'une durée plus certaine chez les lymphatiques
et les bilieux. Chez ces derniers en effet les ha-
bitudes, plus lentement acquises, sont toujours
plus tenaces.

La vivacité de l'intelligence, l'imagination
rapide, qui feront enfanter les idées avec pro-
fusion, de manière que la parole n'ira pas assez
vite pour exprimer toutes les impressions, conduira au bredouillement et non au bégayement.
Il en sera de même chez les personnes qui ont
l'esprit lent; elles chercheront leurs mots, et
auront de l'hésitation. L'intelligence n'exerce
donc aucune influence sur le bégayement.

Les émotions morales vives prédisposent na-

turellement à un embarras de la parole ; il n'est
pas besoin d'être bègue pour éprouver combien
un accès de colère ou de joie apporte de trouble
dans l'expression de nos pensées. A plus forte
raison les bègues verront-ils augmenter leur
difficulté de parler quand ils seront sous l'influence d'une de ces émotions ; et cependant
combien de fois voit-on chez eux la langue se dé-
lier en quelque sorte, et une volubilité extraor-
dinaire succéder à l'embarras le plus grand de
la parole, qui dès lors ne sera plus du tout en-
travée, tant que durera l'émotion, surtout si
cette émotion est l'objet d'une violente colère.

On a prétendu que des émotions avaient pu
produire un bégayement permanent. Cela n'est
pas plus possible qu'une guérison complète serait déterminée par ces mêmes émotions ; s'il
survient de l'embarras de la parole, il cesse
avec l'émotion.

La timidité est bien plutôt la conséquence du
bégayement que la cause, bien qu'une fois développée, elle contribue puissamment à le re-

produire : c'est la grande défiance des bègues en eux-mêmes qui les fait souvent très-mal s'exprimer. Parler en public leur est presque toujours impossible.

L'imitation est sans contredit la cause la plus puissante du développement du bégayement. Personne n'ignore que c'est presque toujours l'imitation seule et non une disposition particulière qui fait que dans chaque province on prononce les mots d'une manière plus ou moins défectueuse, et avec des accents plus ou moins désagréables.

L'imitation est, pathologiquement, une affection dépendante d'une disposition organique particulière, qui entraîne, comme malgré eux, les individus à exécuter des actes résultant du *consensus*, qui s'établit entre le sujet de l'imitation et le sujet imitateur.

C'est ainsi que nous voyons le strabisme, le bâillement, l'épilepsie, l'hystérie, la manie et plusieurs autres affections nerveuses, avoir quelquefois, ainsi que le bégayement, l'imita-

11

tion pour cause principale. La mobilité nerveuse, qui forme le caractère essentiel de certaines personnes, fait que la plus légère impression agit fortement sur le cerveau et établit une sorte de sympathie dont il est difficile de se rendre compte, en produisant cette série de phénomènes qui les met en rapport avec les individus dont ils sont entraînés en quelque sorte malgré eux à copier les actions, les gestes et les mouvements.

Si l'on prend une habitude vicieuse de parler, comme ont une grande tendance à le faire les enfants qui récitent des leçons en classe, il est à craindre de voir se développer un véritable bégayement, qui deviendra alors permanent.

Les excès vénériens, l'onanisme, les veilles prolongées ne déterminent pas le bégayement, mais ils provoquent sa manifestation chez les bègues.

L'ivresse, qui, chez les personnes ordinaires, détermine toujours un embarras de la parole, fait souvent cesser cette infirmité chez les bè-

gues; il faut dire aussi que souvent elle l'augmente.

Les saisons et la température ont certainement une influence sur le bégayement; cette
affection suit en cela la règle des affections
nerveuses en général. Dans les temps doux et
un peu humides, les bègues s'expriment généralement mieux que dans les températures ex-
trêmes de froid ou de chaleur.

Je ne pense pas que l'heure de la journée ait
une grande influence sur le bégayement.

Les exercices violents, les courses forcées,
les fatigues augmentent souvent le bégayement,
mais ne le produisent jamais.

Le bégayement, comme beaucoup d'affections
nerveuses, est essentiellement héréditaire. Plus
de la moitié des bègues que nous avons eu oc-
casion de traiter, nous ont signalé de pareilles
affections dans leurs ascendants; mais ce n'est
pas une affection toujours et directement héréditaire. Tel père, qui bégayera, n'aura qu'un
enfant de bègue sur quatre ou cinq enfants; et

c'est celui qui ne bégayera pas, qui, par la suite, aura un ou plusieurs bègues dans ses enfants.

CHAPITRE XV.

MARCHE, DURÉE, TERMINAISON. — DIAGNOSTIC, PRONOSTIC DU BÉGAYEMENT.

Marche, durée, terminaison.

Le bégayement peut être continu, mais il est bien plus souvent intermittent. Comme toutes les affections nerveuses, il subit toutes sortes d'influences, qui font varier son intensité, interrompent sa marche, ou changent complétement sa nature. S'il est continu, il n'est jamais le même : tantôt il est intolérable, il consiste dans des difficultés qu'on ne saurait surmonter; tantôt il se résume dans une simple hésitation, ou une répétition de syllabes qui le fait assez

bien supporter. S'il est intermittent, c'est d'une
façon tout à fait irrégulière ; il n'y a rien de périodique dans sa marche : les accès, comme les
rémissions sont indéterminées. Je ne répéterai
pas ici toutes les causes qui peuvent l'augmenter ou le diminuer.

On a vu le bégayement durer toute la vie ;
mais habituellement il diminue d'intensité avec
l'âge, et c'est en cela qu'il se distingue surtout
de la difficulté de parler des vieillards, qui va
toujours en augmentant avec les années. C'est
de l'âge de douze ans à l'âge de quarante ans,
et souvent plus, que le bégayement a tout son
maximum d'intensité. Il suit en général la marche des passions, il cesse alors que le calme
succède à la fougue des idées.

Diagnostic du bégayement.

Il suffit, la plupart du temps, d'entendre
parler les personnes affectées de bégayement
pour reconnaître cette affection. Mais on a

souvent une tendance à désigner du nom de *bégayement* toute difficulté de la parole; et l'on ne saurait apporter trop d'attention à caractériser les différents vices de la parole, afin que l'on puisse diriger avec certitude le traitement qui convient à chacun d'eux.

J'ai déjà exposé plus haut tous les caractères qui différencient, non-seulement les vices de la parole, mais aussi certaines affections qu'on pourrait par leurs symptômes confondre avec le bégayement proprement dit.

Pronostic.

Le bégayement étant une affection compatible avec la santé, ne saurait en rien compromettre l'existence de ceux qui en sont atteints. Au point de vue de la curabilité, il est des bégayements qui peuvent guérir et d'autres pour lesquels on ne saurait apporter d'amélioration. Nous ferons ces distinctions en nous occupant du traitement de cette affection.

Qu'il nous suffise de dire actuellement qu'elle peut jusqu'à un certain point altérer la santé par les chagrins, les tristesses qu'elle produit, en mettant en quelque sorte un entrave à la plupart des carrières qu'on voudrait embrasser.

CHAPITRE XVI.

TRAITEMENT DU BÉGAYEMENT.

En présence des nombreux cas de guérisons obtenues dans le traitement du bégayement, il n'est plus permis de regarder cette affection comme tout à fait incurable. Évidemment il est des cas pour lesquels tous les efforts ont échoué; mais n'a-t-on pas souvent confondu certains vices de la parole qui, tout en ayant beaucoup d'analogie avec le bégayement, n'étaient que le résultat de désordres organiques pour lesquels il n'y avait aucun traitement.

Je ne ferai pas ici l'historique de toutes les méthodes qui, depuis la plus haute antiquité jusqu'à nos jours, ont été successivement conseillées dans le but de guérir le bégayement. J'ai traité amplement plusieurs d'entre elles dans un petit opuscule sur le traitement du bégayement, que j'ai publié en 1860.

Quant aux opérations qu'on a pendant quelques années tentées dans l'espoir de guérir radicalement le bégayement, leur pratique ayant cessé aussi vite que la théorie qui les avait suggérées, il serait, pour ainsi dire, inutile de les mentionner. Il suffira de signaler les insuccès qui en ont été la suite et les dangers auxquels elles ont exposé. Ce qui avant tout doit faire repousser toute opération, c'est que la cause pour laquelle on la fait n'est pas réelle. S'il est arrivé quelquefois qu'à la suite d'une opération la parole ait été mieux articulée, il faut attribuer ce résultat à la gêne que déterminent l'opération et le travail de la cicatrisation, gêne qui oblige les malades à parler plus lentement. Mais on ne tardait pas à voir reparaître le bégayement; et même une nouvelle difficulté venait s'y ajouter, en raison de la cicatrice qui dès-lors gênait réellement les mouvements de la langue.

Signaler les dangers que présentent ces sortes d'opérations, c'est parler d'hémorrhagies souvent considérables, de gangrène, de suppuration abondante, de perte absolue de la parole, et parfois de la mort. On a heureusement renoncé, je pense, pour toujours à la section des muscles génioglosses pour la cure du bégayement, en ce qu'elle est une opération mauvaise, inutile et dangereuse.

Avant d'exposer la méthode dont je me sers dans le traitement du bégayement, et qui m'a donné déjà de nombreux et beaux résultats, je vais entrer dans diverses considérations qu'il est utile de connaître avant de commencer tout traitement.

Il est convenable d'abord d'examiner les cas dans lesquels il est bon d'appliquer la méthode. On ne saurait apporter trop d'attention à bien distinguer le bégayement proprement dit.

Quand on songe à traiter un bègue, il faut bien examiner s'il n'est pas atteint d'un vice de la parole, qui serait symptomatique d'une maladie du cerveau, ou qui aurait persisté après la disparition de cette dernière. Si l'on a affaire à cette sorte d'embarras de la parole, il ne sera pas possible de régulariser la parole par le chant ou par la mesure : alors toute méthode appliquée demeure sans effet.

Il existe des difficultés de la parole qui sont symptomatiques d'un vice de conformation de la langue, des lèvres, des parois buccales, du pharynx, etc., d'un bec de lièvre simple ou double, d'une division congéniale du palais ou du voile du palais, c'est alors qu'on sera en droit, autant que ce sera possible, d'employer des moyens chirurgicaux qui sont ordinairement mis en usage contre ces difformités.

Je ne parle pas des différents vices de la parole, déjà traités plus haut, et dont j'ai donné les moyens faciles d'éviter toute confusion.

Tout bègue qui veut se délivrer de son infirmité doit se soumettre à certaines conditions dont la réunion peut faire présager un succès complet, certain et durable, tandis que leur possession moindre diminue certainement les chances de guérison et prolonge surtout le traitement.

Tout individu qu'on vent guérir, doit être bien persuadé qu'il bégaye, qu'il s'exprime avec une difficulté pénible pour ceux qui l'écoutent et qui peut lui nuire dans une foule de circonstances. Il arrive en effet fréquemment que des bègues, surtout parmi les jeunes gens, conviennent difficilement de leur infirmité, ils s'étonnent même de l'espèce de compassion qu'ils s'attirent de la part de ceux qui les écoutent. Doués de cette persuasion, les bègues offriront beaucoup de résistance à la guérison.

L'intelligence est une condition essentielle pour le traitement du bégayement. Il faut non-seulement comprendre la cause de cette infirmité, et la méthode qui devra la faire disparaître, mais il est bien utile aussi de saisir et d'acquérir les diverses qualités morales nécessaires pour contracter une nouvelle habitude de parler, qui sera la guérison radicale. Avec moins d'intelligence, il faudra plus de persévérance dans l'application de la méthode.

Le bègue qui se sent arrêté dans sa carrière, dans ses entreprises, qui ne peut avancer enfin en raison de sa difficulté de parler, doit désirer guérir plus ardemment que d'autres, et doit y mettre plus d'activité, de persévérance, et par conséquent obtenir un succès plus marqué et plus durable : c'est cette nécessité de guérir que ressentira le bègue qui facilitera d'autant plus son traitement.

Dans la cure du bégayement, il s'agit de substituer à une habitude vicieuse de parler, une nouvelle manière de s'exprimer qui soit convenable. Or, un pareil changement ne saurait se faire trop vite, surtout quand il y a déjà de longues années que l'on bégaye; c'est en persévérant longtemps à user d'une méthode qui fera contracter cette nouvelle habitude qu'on arrivera à une guérison radicale et durable. La persévérance est donc une qualité essentielle au traitement, et si cette qualité et la force d'esprit nécessaire manquaient, il faudrait y suppléer par un temps plus long d'exercices.

Les bègues ne doivent pas être trop défiants d'eux-mêmes; la timidité s'oppose souvent aux progrès de la guérison. Elle devient même un écueil au traitement, car elle empêche de fréquents exercices, de bonnes applications de la méthode, puisqu'elle interdit par elle-même l'usage de la parole.

Nous avons déjà vu combien les personnes atteintes d'un vice quelconque de la parole se démoralisaient, perdaient tout courage, c'est en faisant entrevoir la facilité de remédier à leur infirmité qu'on dissipera les mauvaises influences de leur état moral, et l'on assurera ainsi une bonne guérison.

Il ne faut pas en général s'engager à guérir des bègues trop âgés, car il est difficile de les soumettre aux conditions dont nous venons de parler. Tandis que pour des enfants même très-jeunes on supplée par les exercices répétés le manque d'attention sérieuse : ce n'est plus qu'une question de temps ; ils sont plus à même en effet de contracter facilement une habitude nouvelle. En général, on pourra entreprendre un traitement de l'âge de huit ans à quarante ans.

Une des meilleures conditions d'assurer la guérison consiste dans la fréquentation la plus habituelle du médecin traitant et du bègue. Il en résulte en effet pendant tout le temps que dure le traitement une observation plus attentive des difficultés de s'exprimer et en même temps on est plus à même de les réparer. Si au contraire le bègue n'est soumis qu'à une leçon d'une heure de durée chaque jour, aussitôt la leçon terminée, il parlera le moins possible, et sera peu enclin à user de la méthode, n'étant pas soumis à une surveillance de tous les instants qui supplée presque toujours le manque de force de caractère.

Le traitement fait en commun réussit aussi très-bien. Plusieurs bègues faisant entre eux l'application de la méthode arrivent rapidement à vaincre certaines difficultés avec la plus grande facilité. Ils ne craignent pas ensemble de s'habituer à user de certains artifices qui régularisent leur parole et s'opposent au désordre apporté par le bégayement.

Je vais maintenant exposer la méthode avec laquelle je parviens à détruire une habitude vicieuse d'exprimer la parole pour lui substituer une nouvelle manière de parler, si peu différente du langage ordinaire, qu'il n'y a que le bègue, qui en fait usage, qui en sente la différence. Cette méthode ne m'appartient pas toute en propre; j'ai su puiser dans les auteurs, qui m'ont précédé, certains moyens qui combinés

avec d'autres, forment une méthode aussi commode que facile.

Elle consiste tout entière dans une gymnastique purement vocale et non dans cette sorte
de gymnastique générale que l'on essaye de faire
faire aux bègues, dans l'intention de réformer
le vice du langage, comme l'on tente de s'opposer à certaines difformités par des exercices
appropriés. La gymnastique générale en déve-
loppant le système musculaire entier, apportera
une plus grande force dans les muscles de l'articulation ; ils se contracteront dès-lors plus
énergiquement et par suite la difficulté de parler deviendra beaucoup plus grande.

Dans mon mémoire sur le traitement du bégayement j'ai dit que « *tout bègue doit gesticuler
d'abord et parler ensuite.* » C'est donc surtout
dans la gesticulation que consiste notre méthode curative du bégayement.

En nous occupant de la parole en général
nous avons vu que la voix était sous la dépendance du nerf accessoire de Willis, dont la

branche interne appartenait tout entière à la phonation, tandis que la branche externe était tout
entière consacrée au mouvement. La section
des branches internes amène la perte totale de
la voix, tandis que si l'on fait seulement la section des branches externes des deux côtés, la
voix n'est pas altérée, mais la parole, ou voix
articulée, devient plus pénible, plus difficile, si
non embarrassée. Le mouvement des membres
supérieurs et même de la tête devient donc un
adjuvant à la bonne articulation de la parole.
Mais faut-il encore que ces divers mouvements
ne soient pas désordonnés. Ils ont besoin d'être
mis un peu en rapport, en harmonie avec les
idées qu'on aura à exprimer, et c'est à ce but
que doit nous conduire la méthode.

Nous pouvons la comprendre sous trois divisions : 1° La mesure; 2° la respiration; 3° le geste.

Nous allons étudier chacune de ces divisions
à part.

DE LA MESURE. — Dans le traitement du
bégayement un des premiers points à observer,

c'est de s'opposer au désordre des syllabes en soutenant chacune d'elles, et en exerçant une influence notable sur la solidité et l'intensité du son émis. C'est ici que la mesure, ou geste régulateur, trouvera surtout son application.

La mesure est la succession, dans un ordre régulier et par intervalles égaux et d'égale durée, d'un son, d'un bruit ou d'un mouvement quelconque. C'est en quelque sorte un agent universel qui régit les principales fonctions et les mouvements de tous les êtres organisés et qui ne saurait être une invention humaine, ni le résultat de l'art ou du raisonnement.

Le besoin de la mesure résulte des premières lois de l'économie animale, et ses propriétés lui donnent des rapports les plus intimes avec les phénomènes de la vie et les mouvements de tous les êtres animés qui marchent, qui sautent, qui volent, qui nagent ou qui rampent, qui crient ou qui parlent[1].

1. Colombat. *Des vices de la parole.*

Il est donc facile de concevoir qu'avec le secours de cet agent on puisse rendre tous nos mouvements égaux, réguliers et parfaits ; et, par suite, on pourra régulariser les mouvements anormaux qui constituent le bégayement. Les bègues ne bégayent pas, en effet, en chantant : remplaçons le chant par le parler en mesure, et nous obtiendrons évidemment le même résultat.

Ce moyen avait déjà été indiqué par MM. Hervez de Chégoin, Serre d'Alais, Colombat et Cormack. Combien avons-nous vu de bègues avoir usé de la mesure même indirectement, en se servant, pour se guérir, soit du chant, soit de la déclamation lente et à haute voix, soit enfin de la modulation de la voix, comme on le fait dans le récitatif de nos opéras.

Pour parler en mesure, il faut toujours faire concorder la voix avec un battement de la main. Toutes les syllabes doivent être parfaitement isolées les unes des autres : chacune d'elles sera prononcée à part, et toujours dans le même espace de temps ; les intervalles qui les sépareront seront tous égaux entre eux, et la voix en les prononçant sera toujours aussi forte à la fin qu'au commencement.

Il faudra s'habituer à exécuter la mesure avec toutes les parties du corps.

DE LA RESPIRATION. — Nous avons vu quel rôle jouait l'air expiré quand il venait frapper les organes de la voix et de la parole; il en troublait souvent le jeu par sa sortie intempestive. Il sera en quelque sorte facile de remédier à cet inconvénient en régularisant la sortie de l'air de la poitrine. Toutes les fois qu'on parlera en mesure, il s'agira, comme principe élémentaire, de faire autant d'inspirations qu'on aura de syllabes à émettre, et la prononciation de chaque syllabe n'aura lieu qu'au moment de l'expiration. On s'habituera ensuite à augmenter le nombre des syllabes pour une même inspiration, mais de manière à n'en jamais dépasser un certain nombre.

Il arrivera ainsi que la respiration se régularisera comme la parole, et l'on ne sera plus exposé à ce qu'elle fasse défaut : on pourra parler ainsi assez longtemps sans éprouver de fatigue.

Du geste. — Quand le bègue aura acquis une certaine facilité à pratiquer la mesure, il liera les syllabes ensemble tout en les régula- risant toujours par un geste qui aura par lui- même la valeur, en étendue, des gestes qui auraient accompagné chaque syllabe à part. C'est-à-dire qu'au lieu de scander chaque syl- labe, il en réunira plusieurs par un seul geste qui aura toujours la même étendue : ce sera le *geste cadencé*, qu'on peut appeler aussi *geste ondulatoire ;* car il peut se diviser en autant de petits gestes qu'il y a de syllabes.

Ce geste conduira à la gesticulation ordi- naire; mais, pour le bègue, elle aura toujours pour but de commander à la parole plutôt que de chercher à produire en quelque sorte la con- figuration de la pensée. Les gestes, comme l'a dit M. Serre d'Alais, sont simplement régula- teurs et modulateurs des sons.

Ce qu'il faut d'abord observer dans la cure du bégayement, c'est d'opposer l'ordre au désordre des syllabes ; on arrive facilement à ce résultat en s'habituant à mettre entre les syllabes des intervalles égaux. Cette régularisation des syllabes, conforme au sens général de la constitution de notre langue, doit être longtemps mise en pratique ; alors elle rendra les services les plus signalés, pourvu que l'on ait soin d'étendre largement les mouvements des muscles vocaux, afin de leur donner à la longue la docilité, la souplesse et la vigueur qui leur manquent.

Toutes les syllabes, les muettes exceptées, doivent prendre le même temps, être bien articulées et parfaitement liées entre elles. Voilà une règle fondamentale avec laquelle il faut s'identifier, et dont la monotonie sera atténuée par l'accent, l'intonnation, l'écoulement lent et rapide de certains groupes de syllabes, conservant entre elles cependant des espaces relativement égaux.

L'action seule de l'intelligence ne peut toujours suffire à la régularisation des syllabes; de là la nécessité d'avoir recours aux mouvements des diverses parties du corps. C'est aux gestes que l'on emprunte alors les moyens d'obtenir cette régularisation, et sous ce rapport on les distingue en gestes régulateurs et en gestes modulateurs.

A la première difficulté de prononciation il devient indispensable d'avoir recours aux mouvements de la main ou de toute autre partie du corps, isochrones avec la sortie des syllabes; ce sont les mouvements régulateurs.

Puis, s'il devient utile d'élever mécaniquement la voix, de lui faire subir des inflexions et des modulations, ces mêmes gestes convenablement renforcés, convertis en sorte de pédales, concourent à l'accomplissement de cette fonction physiologique.

Ici l'action du geste, par la voie des solidarités et des connexions musculaires, remonte jusqu'à la poitrine et devient expiratrice; elle s'associe alors à celle du thorax, qu'elle modère et renforce *harmoniquement*, selon la nature de l'idée.

Désormais la parole devra tout dire : la langue d'action, si son intervention est nécessaire, sera tenue de marcher parallèlement avec la langue phonétique, sans se séparer de cette dernière.

Dans les perturbations nerveuses de la parole, on applique ces différents principes, en cherchant à les rattacher aux lois naturelles qui président à l'émission des sons articulés, et en observant les rapports plus ou moins intimes du geste avec l'acte de la parole.

Si l'on remarque attentivement les personnes qui parlent en public, on arrive facilement à être convaincu que le geste n'est pas uniquement destiné à faire connaître nos sentiments et nos pensées, formant ainsi le langage d'action supplémentaire de la parole. En d'autres termes, le geste n'est pas seulement régulateur, ni seulement expressif, mais il est encore modulateur.

Les trois propriétés *expressive*, *régulatrice*, *modulatrice* du geste sont destinées à se combi-

ner entre elles dans les proportions que l'observateur apprécie et dont il peut faire une heureuse
application.

Ces trois sortes de gestes peuvent et doivent
se marier ensemble, et par l'analyse on reconnaît
le geste *régulateur*, au nombre de ses mouvements, égal à celui des syllabes; le geste *modulateur* à l'identité de son caractère doux ou fort,
avec le caractère doux ou fort de la syllabe; enfin
le geste *expressif* à sa conformité naturelle avec
la nature même de l'idée sensible.

L'exercice et l'usage habituel de l'équi-syllabisme secondé par ces gestes vocalisateurs,
employés avec autant de sobriété que de conve-
nance, ramènent la parole à l'état normal, et
ceux-ci deviennent, au besoin, des agents mné-
moniques et d'excitation éminemment utiles aux
bègues, aux bredouilleurs et à tous les hommes
qui veulent parler en public.

Le principe de l'équi-syllabisme, modifié avec
intelligence, à l'aide de la ponctuation, de l'accent, de l'intonation, conduit inévitablement à

l'ordre et à la netteté dans l'émission des syllabes, de telle sorte que pas une d'elles n'est per-
due pour l'auditeur, dont l'attention ne se fatigue plus à les écouter.

C'est à l'aide de cette méthode si simple que
M. Serre est arrivé aux beaux résultats qu'il a
obtenus dans la cure du bégayement, et le plus
grand honneur qu'il dût en retirer, fut de se
délivrer lui-même complétement du vice de la
parole, dont il a été si longtemps affecté.

Pour faire l'application d'une bonne gesticulation, il faut observer ce que l'on appelle *pause*
ou *temps d'arrêt*. Lorsqu'on a à parler, on commence par faire une inspiration en plaçant la
main en position pour exprimer le geste, puis
aussitôt la première syllabe émise on fait une
légère pause, et une succession de syllabes est
ensuite prononcée sans difficulté. Il est bon
de reprendre ainsi au commencement de chaque
phrase ou même de chaque membre de phrase.

Il est un précepte de la plus haute importance,
et que le bègue traité par cette méthode ne doit

jamais perdre de vue, c'est le suivant : lorsqu'il est ému et qu'il désire parler, il devra mieux ne pas le faire que de bégayer ; il s'arrêtera donc un instant, songera à la manière dont il doit s'exprimer, et ce temps d'arrêt lui permettra de prendre en quelque sorte des précautions pour parler suivant la méthode. Dans de telles circonstances, il devra observer de parler plus lentement encore que dans d'autres. Lorsqu'au milieu d'une phrase, un bègue s'aperçoit, et cela arrive presque toujours, qu'il va s'exprimer avec difficulté, et qu'une consonne, ou qu'un mot doit l'embarrasser, il n'y a pas à balancer, il faut qu'il s'arrête court, et qu'il recommence immédiatement la phrase, en la prononçant mieux et d'après les préceptes qui lui ont été donnés. Il est infiniment préférable de suivre cette marche plutôt que de bégayer. Cette observation du reste n'est utile que pour un certain temps, et jusqu'à ce que le bègue ait contracté l'habitude de la méthode nouvelle, car alors il n'aura plus besoin de s'en occuper.

Les difficultés de prononciation qu'éprouve un bègue sont de deux sortes : difficultés d'émission des syllabes et difficultés d'émission des lettres.

La difficulté d'émettre une syllabe peut se rencontrer au commencement ou au milieu d'une phrase. Dans le premier cas on surmonte facilement la difficulté par une respiration plus forte et par un geste plus énergique, qui cependant doit être contenu. Dans le second cas, il ne faut jamais, comme je viens de le dire, outrepasser la difficulté, il faut s'arrêter subitement, et franchir l'obstacle en parlant plus lentement et en faisant intervenir l'emploi de la mesure d'une façon assez rapide pour passer inaperçue.

Quand certains bègues rencontrent toujours la même·difficulté pour émettre certaines lettres, ·il est utile de s'habituer à les prononcer en plaçant autant que possible la langue dans les positions que comporte l'état normal. Des exercices ainsi répétés finissent par faire con-

tracter aux organes vocaux une nouvelle habitude d'articuler les lettres sans éprouver aucune
difficulté. Ainsi, pour les lettres *b*, *m*, *p*, *v*, on
les prononcera la langue libre, un peu en avant,
la lèvre inférieure placée sous l'arcade dentaire
supérieure; pour les lettres *d*, *l*, *n*, *t*, on les
prononcera la bouche rétractée légèrement en
arrière et un peu entr'ouverte, la langue appliquée contre le palais pour s'en détacher vivement au moment de l'émission de la lettre;
pour les lettres *c* (dur), *k*, *q*, *g* (dur), on les
prononcera la bouche très-rétractée en arrière
et entr'ouverte, la langue appliquée contre le
palais et un peu en arrière; pour les lettres *ç*
(doux), *s*, *f*, *j*, *z*, *x* (doux), on les prononcera
la bouche rétractée, la langue placée librement
au milieu de la bouche, et on fera précéder le
son d'une légère vibration de l'air. Quant à la
prononciation de la lettre *r*, je renverrai aux
principes indiqués au sujet du grasseyement.

Telle est la méthode dont je me sers chaque
jour pour traiter les bègues, et lorsqu'elle est

appliquée avec toutes les conditions que j'ai si-
gnalées plus haut, j'ai toujours vu l'affection se
tellement modifier qu'il n'y avait pas lieu de se
douter qu'il eût pu exister une infirmité aussi
pénible : c'est surtout la persévérance dans l'application de la méthode qui conduira à une guérison radicale et assurée[1].

1. Je donne ici la liste des divers auteurs dans les ouvrages
desquels j'ai puisé de nombreux documents :

Deleau. *Nouvelles recherches physiologiques sur les éléments
de la parole qui composent la langue française.*

Colombat. *Traité de tous les vices de la parole et en particulier du bégayement.*

Rullier. *Dictionnaire des sciences médicales*, art. *Bégayement.*

Magendie. *Éléments de physiologie.*

Gerdy. *Mémoire sur la voix et la parole.*

De Roosmalen. *Cours de débit oratoire.*

Segond. *Mémoire pour servir à l'histoire anatomique et physiologique de la phonation.*

Becquerel. *Traité du bégayement.*

Vaïsse. *De la parole, considérée au point de vue de la physiologie.*

Longet. *Traité de physiologie.*

Battaille. *Recherches nouvelles sur la phonation.*

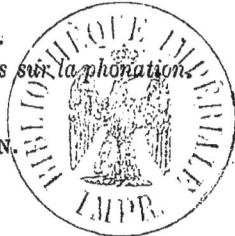

FIN.

TABLE DES MATIÈRES.

FIN DE LA TABLE.

PARIS. — IMPRIMERIE DE CH. LAHURE ET Cie
Rues de Fleurus, 9, et de l'Ouest, 21

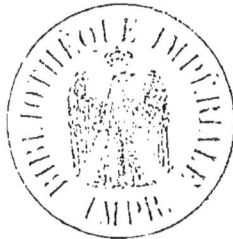

www.ingramcontent.com/pod-product-compliance
Lightning Source LLC
Chambersburg PA
CBHW060543210326
41519CB00014B/3327